えっちら
おっちら

自閉っ子、世を渡る

ニキ・リンコ

花風社

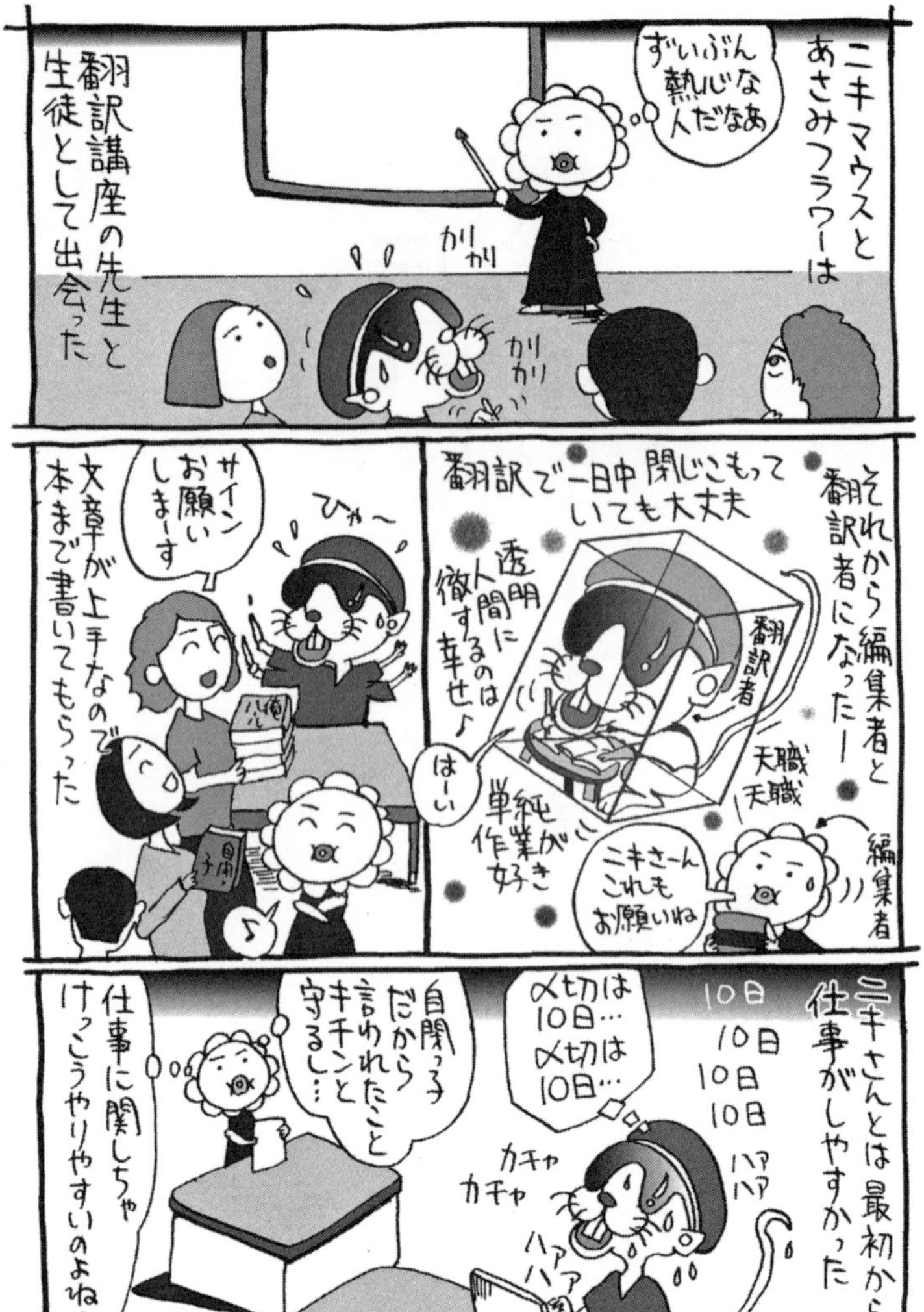
ニキマウスとあさみフラワーは
ずいぶん熱心な人だなあ
カリカリ
カリカリ
翻訳講座の先生と生徒として出会った
それから編集者と翻訳者になったー
翻訳で一日中閉じこもっていても大丈夫
透明人間に徹するのは幸せ♪
翻訳者
天職天職
単純作業が好き
はーい
編集者
ニキさーんこれもお願いね
サインお願いしまーす
ひゃ～
文章が上手なので本まで書いてもらった
♪
ニキさんとは最初から仕事がしやすかった
10日
10日
10日
10日
ハアハア
〆切は10日…〆切は10日…
カチャカチャ
ハアハア
自閉っ子だから言われたことキチンと守るし…
仕事に関しちゃけっこうやりやすいのよね～

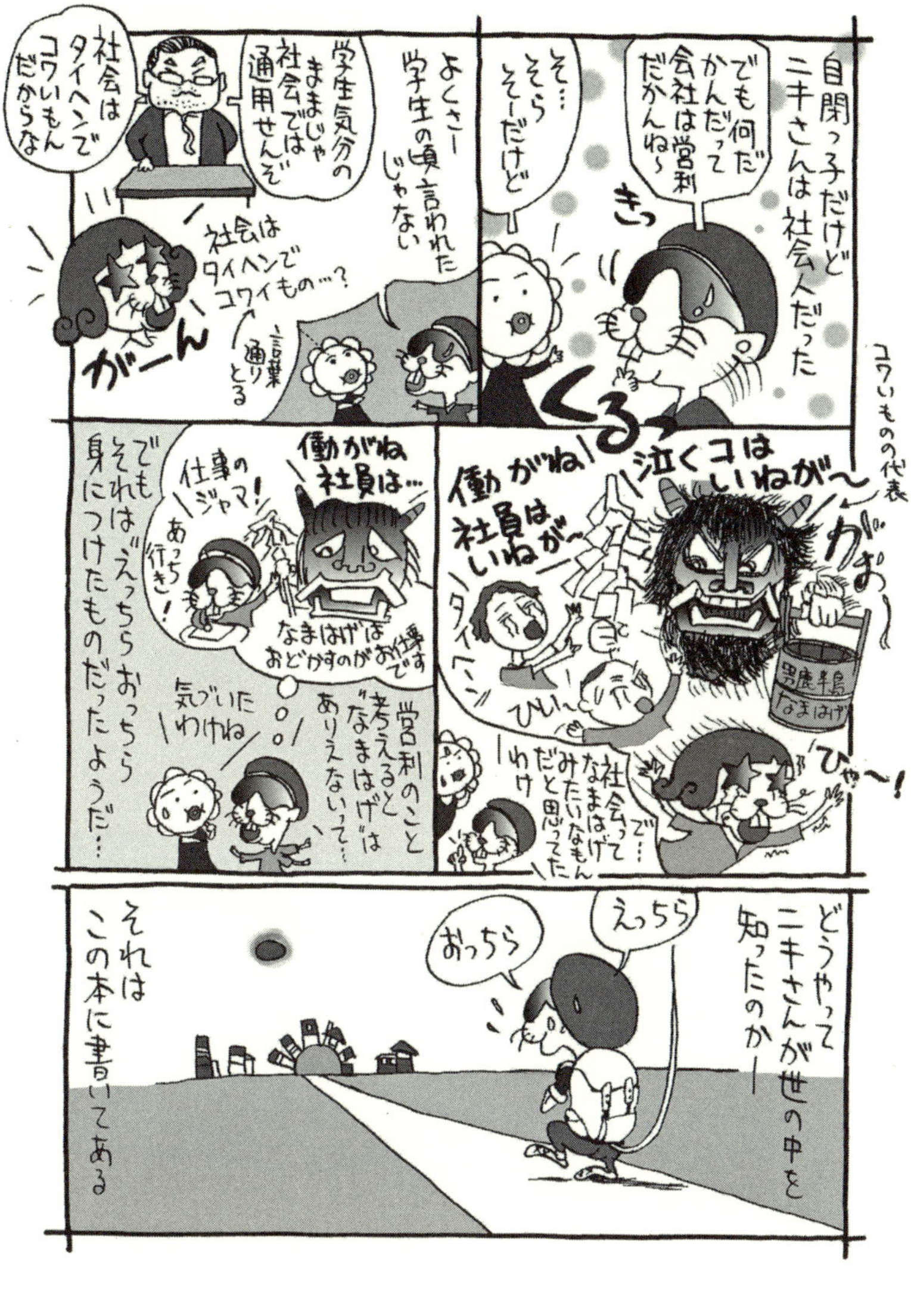

自閉っ子だけど
ニキさんは社会人だった
でも何だかんだって会社は営利だかんね〜
きっ
そ…そら そーだけど
くるっ
よくさー 学生の頃言われたじゃない
学生気分のままじゃ社会では通用せんぞ
社会はタイヘンでコワいもんだからな
社会はタイヘンでコワイもの…？
言葉通りとる
がーん
コワいものの代表
働がねぇ社員はいねが〜
泣くコはいねが〜
がおっ
タイヘン
ひぃ〜
男鹿半島 なまはげ
ひゃ〜！
社会ってなまはげみたいなもんだと思ってたわけ
で…
働がね社員は…
仕事のジャマ！
あっち行き！
なまはげはおどかすのがお仕事です
営利のこと考えると"なまはげ"はありえないって…
気づいたわけね
でもそれは"えっちらおっちら"身につけたものだったようだ…
どうやってニキさんが世の中を知ったのかー
えっちら
おっちら
それはこの本に書いてある

自閉っ子、えっちらおっちら世を渡る　——　もくじ

★自閉っ子の「モンダイな想像力」を理解するためのキーワード★

【モンダイな画面分割】

自閉っ子が何か頭に思い浮かべるとき、基本的に頭の中のスクリーンは一枚のみ。なんでもかんでもここにくっきり全画面で表示されるので、同時に複数の考えを表示するのは難しい。結果、「一度にひとつのことしかできない」とか言われることがある。

【モンダイな解像度コントロール】

自閉っ子の頭のスクリーンに浮かぶ絵には、必要以上の力作が多い。アイコン程度でＯＫの出来事でも、詳細な点まで描いた大作になってしまう。当たり前だが、大作の製作には時間がかかり、「とろい」とか言われることもある。

【モンダイな消去ボタン】

力作の絵を消すには、もちろん時間もエネルギーもかかる。頭の中の大画面に詳細な力作がでんと構えているとなると、新しい情報は入っていききにくくなる。

消去ボタンのモンダイのため、視点を移動させるのは大変で、結果「人の気持ちがわからない」とか言われてしまうこともある。

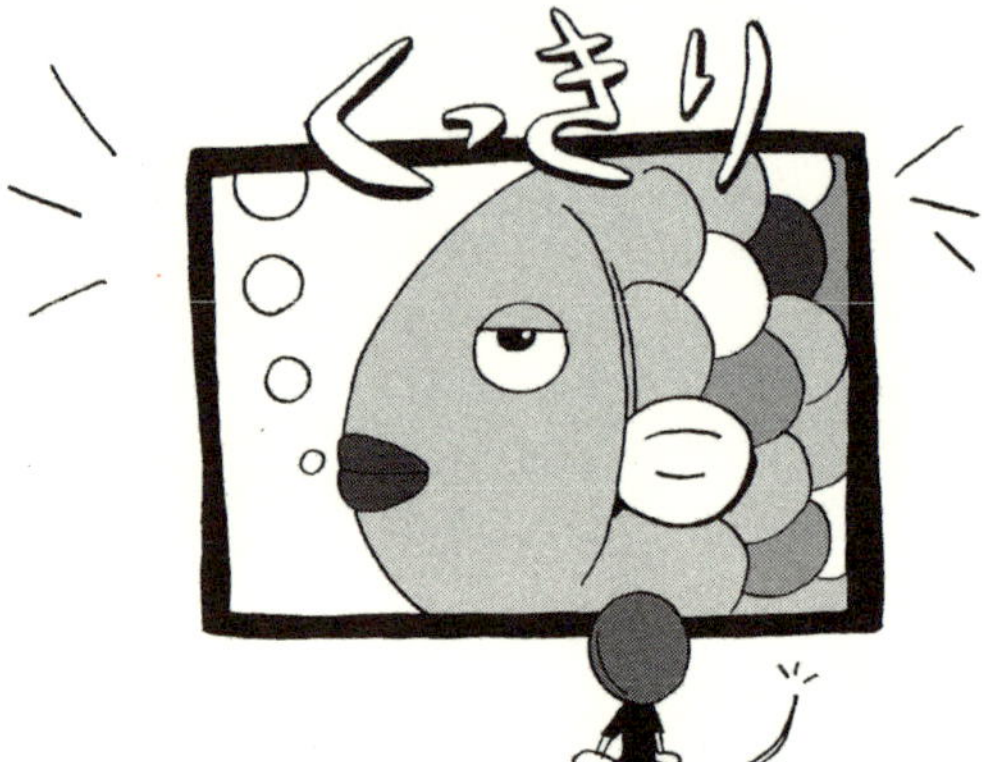

品川、北品川、新馬場

子どものときは、「ちず」というと、一枚ものの地図のことだと思っていた。

本になっている地図帳は「ちずちょう」というから、別のものかと思っていた。

ほかにも「チーズ」とか「智頭町」とかがあるし、「千鶴子ちゃん」だっているんだから、音が似ているだけで同じとは即断できないではないか。

それはともかく、父の部屋には、「ちず」もあったが「ちずちょう」もあった。

「ちず」は、大阪を中心に近畿地方のものばかりだったが、

「ちずちょう」には熊本も広島も新潟も東京も郡山も釜石も苫小牧も載っていたし、サンドウィッチ諸島もクリスマス島もアラスカもロンドンもモスクワも載っているのでうれしかった。

それに、一枚ものの「ちず」だと、最初から見ようと思ったところしか見られないが、「ちずちょう」だと、気の向くまま、次々とちがうページを見ることができる。

そんなわけで、私は「ちずちょう」が好きだった。

中でも、東京のページは、ふしぎだなあと思って見ていた。

小さいころは、東京って本当にあるのかどうか、まだ確信が持て

なかった。

東京というところは、いろんなテレビ番組を作っているところだと聞いている。

人形劇も、クイズ番組も、アニメも、東京で作っているとかいう。雑誌だって、ご本だって、東京で作っていると聞いている。

懸賞のあて先も、たいてい東京だ。

でも、私がテレビに熱中していると、大人は、「あんなのは、作り話なのよ」「本当は、ないのよ」と言う。

雑誌の懸賞にはがきを出そうとすると、「そんなの出したって、絶対当たるはずないわよ」と言う。

ということは、東京も、ないんだろうか。

だけど地図帳には東京のページがあって、広げれば東京が載っている。それを見ていると、やっぱり、本当にあるのかもしれないという気がしてくる。

でも、あんまり長く見入っていると、ふっと「とうきょうって、ほんとにあるのかしら」という疑問がしのび込んでくる。そうなると急に怖くなってしまい、ぱたんと本を閉じるのだった。

本を閉じると、東京はやっぱりなくなってしまうのだった。

だから、地図帳を夜に見るのは、不吉なことだった。

「お昼間に見るもの」と決めていた。

天気のいい、明るくて、暖かい昼間、じゅうたんに腹ばいになって、東京のページを見ていると、「やっぱり東京は本当にあるのかも」という気がしてくるのだった。

東京は、区に分かれている。

大阪市や、京都市と同じように。

でも、東京市っていうのは、ないんだって。へんなのー。

区境をずっと指先でたどり、目で追っていくのは楽しかった。


電車の線路や、駅の名前も楽しかった。

山手線の駅名で一番おもしろくて楽しい音は「駒込」、一番さびしくて切ない音は「品川」だと思っていた。

「駒込」が、昼と光と笑いの代表、「品川」が、黄昏と薄闇と憂いの代表だと思っていた。もっとも、「黄昏」「薄闇」「憂い」なんてことばは知らなかったけれど。


一方、山手線の線路は、ひと口かじったサツマイモを縦に置いたような形をしていると思った。

かじられてなくなった、てっぺんのとんがったところが赤羽。かじりあとにあたるのが、池袋から大塚、巣鴨、駒込、田端までのラインだと思った。

同じサツマイモでも、南のはしっこ（大崎と品川の間のこと）は丸くて、とんがっていない。

さて、このサツマイモの、じゃなかった山手線の、南のはしっこあたりを見ていると、ふしぎなことに気がついた。

どういうわけか、品川駅は、品川区ではなく、港区の中にあるではないか。

さらに、目黒駅も、目黒区ではなく、今度は品川区にある！

どういうこと⁉　品川があるから品川区、目黒があるから目黒区なんじゃないの？
名前をきけば、中身がわかるんじゃなかったの？　名前と中身は一対一対応じゃないの？
どうしてこんなことが起きるの？　いつからこんなことになってしまったの？

このまま放っておいたら、今に、大阪駅が奈良に、奈良駅が京都に動いてしまわないかしら？　ある日、奈良駅で降りてみたら、目の前に京都タワーが立っていたりしたら怖いじゃない？

それに、私だって「リンコ」だったのが、ある日急に「ノブコ」になったり、「サチコ」になったりしてしまわないかしら？　だれも予告してくれないで急に名前が変わったら、呼ばれているのに返事をしそこねて、叱られてしまう。

ある朝起きたら、別の人がママになっていたら？　私、ちゃんとまちがえずに挨拶できるかしら？　うっかり「おばさま、どなた？」とか「いついらしたの？」とかきいてしまわないだろうか？

いや、私が知らないだけで、かずこちゃんは本当はかずこちゃんじゃなかったのかもしれない。私が知らないだけで、もとひこくんだって、本当はもとひこくんじゃなかったのかもしれない。

……そんなの、怖いよー！　この世は油断も隙もないよー！

いや、なにも、当時からこんなに明確に考えていたわけじゃない。そもそも「一対一対応」ということばなんか知らなかったし。でもなんというか、ことばに移し変えればこんな感じの、心細い気分であった。

私は母にきいてみた。

「ママ、どうして品川は品川区じゃないの？」

「何言ってるの、品川区は品川区でしょ」

今にして思えば、「品川」と言ったのがまずかった気がする。「品川駅」と言えば、もう少し趣旨が伝わりやすかっただろうに。しかし、地図帳には、「しながわ」としか書いてなかったので、私にとっては「品川」だったのだ。

「ママ、どうして品川は品川区じゃないの？」

「何なのいったい」

「どうして品川は品川区じゃないの？」

「だからなんの話？」


（中略）


「あなたがしつこい子だからよ！」

おお。やっと理由を教えてもらえたぞ。やっぱり大人にきいた甲斐があった。

「しつこい」というのは、「質問を何度もすること」だと知っている。しかし、私がしつこい子だったから品川駅が品川じゃなくなったって？

ふしぎなこともあるものだ……。でも、大人が言うんだしな。大人はよく知ってるんだしな。

うーん……。

何となく釈然としなかったが、今まで、大人が教えてくれたことはあとで裏づけられているという実績もあった。

そういうわけで、私は、この異常事態を正すため、しつこくない子になることにした。

つまり、質問を差し控えることにした。ようし、がんばるぞー。

それにしても、どんなふうに直るんだろう？

品川駅が動いて、品川区に帰っていくんだろうか。

それとも、区境線が動いて、港区の品川駅周辺が品川区になるんだろうか？

それとも、品川駅が「港駅」になるんだろうか？

それに、いつになったら直るんだろう？

不思議でたまらなかったが、ここで質問をしたら「しつこい子」になってしまうから、いつまでも直らないだろう。アタシガシッカリシナクチャ。目的があれば、私だってけっこうがまんできちゃうのだ。

というわけで、母も父も、しばらくはココロ安らかな日々をすごすことができたんじゃないだろうか。まあ、自分では何週間も決心を貫いていたような気がしているけど、なにぶん子どもの体感時間だから、もしかしたらせいぜい一日とか、半日とかだったのかもしれないが。

それでも、主観的にはけっこう長くがまんしていたので、「私にもできちゃうんだぞ」と、誇らしいキモチになった。

そうしているうちに、「がまんできちゃうアタシ♪」というのに陶酔する方に忙しくなって、なぜ質問をがまんしているのか、だんだん忘れてしまった。どんな質問をがまんしているんだったかも、忘れてしまった。「モンダイな画面分割」（詳しくは『自閉っ子におけるモンダイな想像力』一五ページをごらんください）のせいで、一度に二つの作業ができないのだから、しょうがない。

さて、東京のページでおかしいのは山手線の駅だけではなかった。京浜急行をたどっていくと、品川駅の南隣に、「きたしながわ」という駅があるではないか。

品川の南にあるのに、北品川。
品川では、地磁気が逆転してるの!? もしかして、じしゃくを持って品川へ行けば、針がくるくると回るの？

こちらは、怖いというより、なんだかおもしろそうだ。
たんけんかみたいな気分だ。
ぜひ、じしゃくを持って、毛皮の防寒着を着て、品川探検に行ってみたい！

種類としては似たような地名と駅名の矛盾だというのに、一方は恐怖の、一方は好奇心の源になったのはなぜなのか、私にもよくわからない。
ただ、恐怖も、好奇心も、元は似たようなものだった気がするのだ。北品川の謎は、品川の謎を軽くしたもの、薄めたものという感じがする。だって、怖いときも、楽しいときも、心臓はどきどきする。「ちょっと怖いもの」で楽しいものはいっぱいある。それに、「怖いもの見たさ」は楽しいし。

「じしゃくがいるわ。じしゃくがないと、きっと困ってしまうわ」

何度かそうくり返していると、父が磁石を買ってくれた。

当時の私はまだ、父や母が物を買い与えてくれることと、私の発言した内容とに関係があるとは思っていなかった。父や母が自分たちの裁量で選択しているとは知らなかった。「買ってもらえる物」と「買ってもらえない物」は最初から決まっていて、父か母が、スケジュールに従って運搬してくるのだと思っていた。

だから、「じしゃくがいるわ」という発言は、「磁石が必要であるという現実、現状の描写」のつもりだった。「正しく描写できているる自信はあるから、うそはついていないはず」というのが私のリクツであった。

そして、父が磁石を買ってくれたときは、「おお、なんたる偶然、なんと絶妙のタイミング」と感激するばかりで、父に感謝は感じなかった。

父が買ってくれた磁石は、馬蹄形をしていて、曲線の部分が赤く塗ってあった。針なんか、どこにもついていなかった。品川探検には使えそうになかったが、いろんなものにくっつくので、それはそれで楽しかった。

そのうちに、方位磁針の方の「じしゃく」がなぜほしかったのかも、なんとなく忘れてしまった。

そんな私も、小学校の高学年になるころにはもう、東京は実在すると考えるようになっていた。

架空のドラマの舞台だからといって、土地まで架空とはかぎらない。実在の街を舞台に、架空のドラマを設定することだって可能なのだ。出てくる警察署や赤ちょうちんは架空でも、東京は実在する。

そんな区別がつくようになっていたのだ。

そんなあるとき、新聞で、京急の「北馬場」駅と「南馬場」駅が廃止になって、代わりに「新馬場」駅というのが開業することを知った。

「北馬場」といえば、「品川」「北品川」の次の駅である。

そっかー。駅なんてどれも、昔からずっとあったような、これからもずっとあるような気がしていたけど、新しくできたり、なくなったりすることもあるのね。

そして、駅を作る場所は、人々がいろいろ考えて、話し合って、工夫して決めるんだー。

学級会みたいに、賛成と反対の人数をかぞえて、採決するのかもしれない。

そういえば、鉄道のなかった時代に、駅があったはずはない。

たしかに、駅は、昔、だれかが作ったものにはちがいない。

わかってる。わかってはいるんだけどやっぱり、駅になる場所は「どう見てもここ」と、浮き上がって見えていたような気がしていた。運命として、宇宙のはじめから決まっていたような感じがしていた。

でも、そうじゃないんだ。いったん作った場所をやめて、別の場所に作り直すこともあるのね。

それにしても、なぜ、「中馬場にしないで、新馬場にするんだろう？」とも思った。

これも、学級会みたいに、採決したのかもしれない。多数決で、勝ったのかもしれない。

いずれにしても、「新馬場」に決まってくれてよかった。だって、「シンバンバ」の方が「ナカバンバ」よりぐっと音がいい。

「シンバンバ」って語感は、何となく日本語離れしてる気がして好きだった。

「シグナル」や「シンドバッド」、「シンボル」、「シンガポア」、「シナリオ」などと同様、口の中で響かせてみるのが心地よかった。「シ」の音だけでも心地よいのに、その上、三拍子でワルツみたいなリズムまでついているではないか。

「シンバンバーシンバンバーシンバンバーシンバンバーシンバンバーシンバンバー、」と、(体感時間で)何時間も唱えつづけ、歌いつづけて飽きなかった。

父や母のいるところでやっていたら、またうるさがられたかもしれない。注意されてもやめなければ、ついには「しつこい！」と言われたかもしれない。でもこのころにはもう、こういう楽しみは恥ずかしいものだと知っていて、隠れてすることを知っていた。

もう、「いくら大人でも、見えない場所で起きたことは、だれかにきくか、なんらかの根拠を元に推測するかしないかぎり、知ることはできない」と知っていたので、親の留守中にひとりで歌えばバレないことも知っていた。

しかし、私が避けたかったのは、最後の最後に、じれた大人に「しつこい！」と叱られることではなかった。「おもしろいねえ」「安上がりで幸せだねえ」「傑作だねえ」と笑われることだった。今思うと、大人は本当にほほえましく思っていただけなのかもしれないのだが、それでも、こうして笑われるのはどうにも耐えられなかった。

この恥ずかしさは「くすぐったい」に似ていて、体をよじったり、あちこちつねったり、足ぶみをしたり、大声の早口で関係ないことを叫び続けたり、関係のない歌を歌ったりしても、どうにも「散らす」ことができなかった。

何かにはまり込む自分の「楽しみかた」が深すぎること、異常だと見られていることは知っていた。「熱狂的だねえ」ともよく言われたが、「熱狂」という熟語には「狂」という漢字が含まれているのも怖かった。

だから、人のいないときにこっそり「シンバンバンバーシンバンバンバーシンバンバーシンバンバンバーシンバンバンバーシンバンバー、」と唱え、歌い、自分は音の中にとけてしまうのだった。

ま、要するに頭音の「し」が好きだったのだろうけど、「し」が何でも好きだったわけではない。「シンガポール」はつまんなくて、ずっと魔法が解けてしまうのだけれど、「シンガポア」は大好きだったりするから、よくわからない。

「シンガポア」は『続・あしながおじさん』に登場するチャウチャウ犬の名前で、英語での綴りはたぶん国名の「シンガポール」と同じだと思うのだが。

名前はともかくとして、京急線高架化、新馬場駅開業のときは、ニュースをリアルタイムで追っていくことができたから、「ものには（特に、人工物には）はじめがある」ということが、すんなりと入ってきた。

それに、学校で学級会などを経験したことも、「話し合って採決する大人たち」をイメージする材料を提供してくれた気がする。

「梅毒」がかつて「黴毒」と表記されていたこと、当用漢字（常用漢字の前身）選定のいきさつを知り、国語審議会の小父さんたちを空想したのと、どちらが先だったかは覚えていないが、だいたい同時期であった（なんのことかわからない方は『自閉っ子におけるモンダイな想像力』三二五ページをごらんください）。

ちょうど、こういうことが理解できるようになってきた時期なのだろう。

新馬場駅に関心を持ったことがきっかけで、まだ開港前の成田空港のニュースも、耳にとまるようになってきた。

おそらくそれまでは右の耳から左の耳へと通過していたであろう、「誘致」とか「用地買収」とかいうことばも、耳に引っかかるようになった。

小さいころは、「土地」といえば、宅地用に造成された四角い区画のこと**だけ**をさす名詞だと思っていたが、田畑も、山林も、空港建設予定地も、どれも「土地」なのだと知った。それどころか、道路や線路までが「土地」だというのだ。

「買収」といえば、賄賂で政治家を味方につけること**だけ**かと思っていた私だが、土地や会社を買うのだって買収というんだと知った。賄賂で人間を味方につける方だって、別に政治家じゃない人も（子どもでさえ！）お金やお菓子で買収できることを知った。

「ことばの意味は一対一対応」のような思いこみが、崩れてきたのだと思う。

さらにのち。

東海道五十三次の宿場の名前に凝ったことがあった。

中学のときのことなのだが、何年生だったかは覚えていない。何がきっかけだったかも忘れてしまった。梅茶漬けのカードだったような気もするけど、自信はない。

ついでに、今では、五十三次、言えません。わずかに、静岡に「鞠子」という名前があったのと、知立が「池鯉鮒」という字だったことを覚えているのみ。


とにかく私は、五十三次で（それも、いきなり二番目で）「品川」に再会することになる。

幼いときに「不思議の国」「現実と虚構のあわいにある薄明の国」のように感じていた品川だったが、今は単に、「東京の、埠頭があって、倉庫のあるところ」「刑事ドラマのロケが多いところ」になっていた。

不思議でも何でもなくなった「品川」の昔のことを、改めて調べてみた。

そして、品川とは、江戸から京都へむかう人々にとって最初の宿場であるばかりでなく、潮干狩りや花見、紅葉狩りなどで訪れる行楽地でもあったこと、そして、宿場には歓楽街もあったことを知ったのだった。

このとき、ふと、幼い日の疑問を思い出した。

品川駅が港区にあることなど、不思議でもなんでもなくなっていることに気がついた。

別に、品川駅の変遷を調べたわけではない。

調べたのは、鉄道なんか影も形もなかった、江戸時代の話なのに。

でも、江戸の人から見たら、品川は江戸の果て。

しかも、行楽地。

ということは、明治になって鉄道が敷かれたときも、東京の中心部の人口密集地の人たちから見たら「行楽地へ行くための駅」だったんじゃなかろうか。

人々は品川駅で汽車を降りて、そこからそれぞれの目的地へと歩いていったのではなかろうか。桜の季節は桜の名所へ。潮干狩りの季節は浜へ。紅葉の季節は紅葉の名所へ。そして、色町へ行く人は季節を問わず。

品川駅は、「(行楽地としての) 品川への入り口」だったんじゃなかろうか。

関西にも、行楽地への入り口の駅がいくつもある。
京阪の「枚方公園」駅だって、ひらかたパークの中にはない。門前にさえない。
枚方公園駅からひらかたパークの正門までは、三、四分は歩かなくてはならない。

大阪府と奈良県の府県境には信貴山《しぎさん》があり、信仰の山なので、ふもとまでは近鉄電車が通っている。西の大阪側には「信貴山口」、東の奈良側には「信貴山下」という駅がある。

というわけで、「品川」駅だって、「品川前」「品川口」だと思えば、そんなに変だという気がしなくなってきた。だって品川駅は、品川宿よりも、銀座や日本橋に近い側にあるもの。

目黒だってそうだろう。山手線が開通したころ、目黒は郊外だったはず。そして、遠くの人々にまで知られている有名な行き先は、目黒不動尊くらいしかなかったかもしれないじゃない？

だから、東京の人口密集地の人たちから見れば、目黒駅は、「目黒不動尊へ行くときに降りる駅」「目黒不動尊参道入り口」という感覚だったのではなかろうか？

なんだ。別に、ふしぎでもなんでもなかったんだわ……。

はじめに疑問を持ってから何年たっていただろう？　七、八年というところだろうか。

最初に疑問を持ったころの私なら、たとえ大人に説明してもらっても、説明が理解できなかっただろう。

実際にはひとりで本を読むなんて無理な年だったけど、たとえ資料を調べることができたとしても、やはり理解できなかっただろう。だって、説明を理解するための下準備が、まだまだできていなかったから。

駅の立地は、さまざまな条件を勘案して、人間が選ぶものだということを知らなかったから。

駅の名前も、人間がつけるのだということを知らなかったから。京阪「枚方公園」や近鉄の「信貴山口」「信貴山下」といった駅名は知っていたけれど、それがひらかたパークや信貴山と結びついていなかったから。

鉄道はしばしば、人口密集地からメジャーな寺社や景勝地、行楽地へと人々を運べるように計画されることも、知らなかったから。

いくら答えを知りたくても、こちらに、答えを理解する準備が整っていないことがある。

「今すぐ今すぐ！」と言わないで、待ってた甲斐があったよ。それに、「昔からの問いが解ける」って、感慨深いよね。年代物の醗酵食品みたいだ。

「ああ、小さいときにくらべたら、私はずいぶん大きくなったなあ」というようなことを思って、このときはちょっといい気分になっていた。

ところが、この「ちょっといい気分」は、一時間と続かなかった。調子に乗って、その後の品川の歴史も調べているうちに、私は知ってしまった。

えーっ？　品川区ができたのって、一九三二年？　もう昭和じゃないの！

目黒区もだー。

鉄道開通は明治なんだから、駅の方がずっと先。

てことは、品川駅や目黒駅ができたとき、荏原郡品川町、目黒町はあっても、品川区、目黒区は影も形もなかったはず。港区の高輪(品川駅の西口一帯)だって、元は荏原郡だったのだ。

がーん……。

つーまーりー、そもそも私が昔いだいた疑問って、問いの立てかた自体、意味がなかったかもしれないわけー?

そんなあ。

はー。なんだかこの日は、一日でいろんなことを学んだ気がする。

そう、「あまりにものを知らないときには、ろくな疑問をもつことさえできない」ということを学んだのだ。

というわけなので、今の私がいだいている数々の疑問の中にも、「問いの立てかたがまちがっているもの」や、「答えを知っても意味のない疑問」なんかが、たくさんまざっているのだろうなあ。

そして、問い自体はマトモであっても、私の側で、答えを理解するのに必要な基礎工事が終わっていないこともあるのだろうなあ。

ちぇ。

でもいいさ。

回り道の意義を知ったのは、成長して良かったことのひとつだと思う。ほかのことをしたり、ほかのことを学んだりしてからでないとわからない問いもあると思うと、わからないときはいったん置いてみようかという気にもなれる。

自分の関心事ばかりではなく、一般的な教養も大事なんだなという気にもなれる（実際に勉強する時間をとるかどうかは別だけれども）。

それになにより、簡単でわかりやすい説明に、すぐに飛びつかなくてすむ役に立っているような気がする。「私がしつこい子だから」というのは、わかりやすかったけど、本当の答えじゃなかったしね。

まあ、実際には寝かせるのは苦手で、頭がぐるぐるしてしまうのは変わらないのだが。でも、さらに大人になって、人と共同生活をするようになったり、仕事を始めたりすると、「先に考えなくてはならないこと」が増えた。「時間内に間に合わせなくてはならないこと」も増えた。疑問があっても、時間を無限に使うわけにはいかなくなった。おかげで、ずいぶん救われていると思う。そして、さらに年を重ねているうちに、ものを覚えていられなくなってきたので、さらに楽になりつつある。先に責任を果たしているうちに、本当に思い出せなくなってしまうのだ。

きっと今ごろは、せっかく回り道をして、ほかの知識を得て、わかる準備も整ったけど、そのまま忘れてしまった問いもたくさんあるのだろうなあ。

リスが埋めて忘れてしまったどんぐりのような疑問が、老化しつつある脳のあちこちに眠っているのかもしれないと思うと、なんだかおもしろいよね。

謎がとけていく

花風社　ニキさんが以前「あのね、品川駅って港区にあるでしょ⁉」って言ったとき、私は思ったの。「ああ、たしかにあそこは港区高輪だね」って。

ニキ　それだけ？　子どものときも不思議じゃなかった？

それだけ。そこまで深く駅とか地名について考えなかった。「目黒駅は品川区でしょ⁉」って言われたときにも思ったの。「ああ、たしかにあそこは品川区上大崎だもんね」って。

それだけ？

それだけ。どうも私たち定型発達者は（人にもよるだろうけど）、品川駅が港区にあっても目黒駅が品川にあってもコワくはないみたい。私は東京・横浜間をよく往復する人だから品川駅は結構ヘビーユーザーだけど、ふだん関西にいるニキさんがそれほど品川駅のことを考えてくれているとは知らなかったなあ。

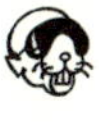
私だって今は怖くない。怖いのが薄まって、おもしろくなったくらい。でも子どものころは、神秘的だと思ったし、不吉だと思った。品川駅が港区にあると、ある日奈良駅の前に京都タワーが引っ越してきそうで……。

どういうわけか私は昔から、品川駅が港区にあっても、京都タワーが奈良駅の前に引っ越して来ることはない、とかなり確信を持って生きてきたような気がする。だから自閉っ子の感じるコワい気持ちは分かち合えないんだけれども、自閉っ子と接している人は、「自閉っ子は世界観が違うから思わぬところで恐怖を感じているんだ、それは自閉っ子としては合理性のあることなんだ」って知っていたら便利かもしれないと思う。定型発達の人もむやみに不思議がったり腹を立てたりしないですむし、自閉っ子も余計なことで責められずにすむと思う。

人には考えがある。考えが世の中を作っていく

結局ニキさんは、
・物事には（とくに人工物には）始まりがある
っていうことがわかっていろいろ謎が解けるようになったんだね。品川駅が港区にあっても怖くなくなったんだね。

そう。

それでその始まりは、人間の意志が決めることも多いことも。

そう。品川駅の場所は太古の昔から決まっていたわけじゃなく、人がいろいろな都合を勘案して決めたこと、同じく区の境界線も人が決めたことがわかると、謎が解ける。

たしかに。自閉っ子はよく「人の気持ちがわからない」とか恐ろしげに語られるけど、私は「そもそも人に気持ち（＝考え）があるっていうことをわかっているだろうか」、「っていうか自分にも気持ち（考え）があるっていうことをわかっているだろうか」って思ってしまうことがある。自閉っ子が人の批判に傷つきやすいにもここに原因があるような気がする。私たちは人に批判されても「これはこの人の考え、違う考えの人もいる」ってどこかで思っている。でも自閉っ子は批判されると、それが世の中全体の考えと思ってしまうようなところがあるような気がする。同じ傷つきやすさでも、自閉の人の傷つきやすさと定型の人の傷つきやすさには、違う種類の配慮が必要な気がする。

知りたい知りたい

それにしても、どうして自閉っ子はこういろんなことを知りたがるんだろう。感覚過敏を抱えていたり、身体の使い方の問題を抱えていたりして、ここにただ存在する上で、定型発達の人よりタスクが多いのに、定型発達者がスルーするようないろいろなことに疑問を持ってタスクがますます増えるよね。エネルギーを使ってしまうよね。

エネルギー余分にかかるよね、私たちは。定型発達の人は、「壊れてない物は直さなくていい」によってずいぶんエネルギーを節約できるんだろうなあ。

なんですか？　その「壊れてない物は直さなくていい」っていうのは？

「原理は知らないけどそれで回ってるんだったらいいじゃない」、「最良かどうか知らないけど使えるんだったらいいじゃない」という考え方のこと。

たしかにそうかもしれない。原理は知らなくても使っているものってたくさんある。知る必要がないものは知らなくていい。それを自閉っ子はひとつひとつ知りたいから大変なんだろうな。でもニキさんも「知りたい知りたい」から解放されたじゃない。

・物事には（とくに人工物には）始まりがある
・質問のたて方自体が間違っていることもある
・わからないときは、いったん置いてみよう
・すぐにカンタンな説明に飛びつかないですむ

ってわかったから。

それと、「カンタンな説明に飛びつく」ためにトンデモ理論が生まれるというニキさんの説明が興味深かった。たしかに自閉っ子のトンデモ理論って目に付くんだけど、それは説明がほしいから手近なところに飛びつくからなんだね。これは知っておくと便利だと思うな。だって成人になっても、トンデモ理論を信じているために世の中に出にくい人、出てもうまくいかない人って多そうだもの。

そうそう。どうして品川が品川区じゃないのか問い詰めたとき「あなたがしつこい子だからよ！」と言われて信じてしまうのは、手っ取り早く解決したくて手近な理論に飛びついたから。「興味があったらあとで説明してもいいけど、今は急いでるからこの話は棚上げ」と説明されたら思い違いはしなかったと思う。

定型発達の人は説明に関して省エネモードだからね。それが混乱の元になるんだな。自閉症スペクトラムの人だっていうことを早期に発見して、周囲が混乱のない説明を心がければ、自閉っ子の戸惑いも減るんだろうけどね。

それにしてもお父さんが磁石を買ってくれたのに感謝しなかった理由が「『買ってもらえるもの』と『買ってもらえない物』は最初から決まっていて、父か母が、スケジュールに従って運搬してくるのだと思っていた」とはねえ。自閉っ子は人の気持ちがわからないとかいうけど、それは情緒の問題じゃなくて、脳の仕組みっていうか世界の切り取り方の問題だねえ。

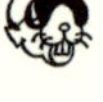

人の気持ちがわかる前に、自分の気持ちがわかっていないし。自分の気持ちがわからなければ、人の気持ちなんてわからないよね。

そのときはね、感謝はしなかったけど、お礼は言いました。芸として（笑）。決まり文句だからね。

「自分にはわからない世界」との和解

前の章で述べたように、子どもってやつは、自分のわかってなさをわかってない。

たとえ答えてもらっても自分には答えの理解できないような質問を、平気で投げかける生き物である。

周囲の事物にアトランダムに目をとめるばかりで、基礎から順に興味を持ってくれたりはしない。

まだ「お金」というものを知らないくせに、金融商品の広告を見ては「あれは何だ」ときく。「死」のことはろくに知らないくせに、生命保険や相続について解説を迫る。光についての基礎も知らないくせに、色彩についての質問をする。重力なんて知らないくせに、「ブラックホール」ということばだけは先に覚えてくる。

きかれる大人としてはどうしたって、「もっと大きくなったら教えてあげる」と言いたくなるってもんである。

さて、私の両親は、二人とも、成人しないうちに親の没落や失業、大病などを経験している。それぞれに、未成年のうちから家族を支えたり、進路を変えたりと、大人の世界の都合に翻弄されて苦労したことがあった。

そんな二人がようやく落ちついて一家を構えたのであるから、わが子にだけは大人の世界のことなど心配させたくない、子どもは子どもらしく、勉強や習いごと、友だちとの遊び、おとぎ話などの世界でのんびり育ててみせるという決意が強かったとしてもふしぎではない。

まして、その子どもが臆病で、わけのわからんことによく怯えるお嬢様だときたら、なおさらであろう。

私は、思い出せるかぎり昔からかなり大きくなるまで「子どもはそんなこと心配しなくていいの」と言われ続けたものであった。

そこへもってきて私は、「どうせ教わっても理解する素地のできていない質問」の特に多い子どもであった。

音声記憶の強いタイプだったこともあるだろう。

そして、子どもとつき合えるソーシャルスキルがない分、大人にまとわりついてすごす時間が多く、「大人の話」を耳にする機会も多かったろう。

何より、自分の理解力をおそろしく過大評価している子どもであった。

さらに悪いことに、ひとたび質問しはじめると、しつこい子どもであったらしい。

「子どもは心配しなくていいの」などと言われたところで、「そんな質問は困るな、やめてほしいな」という意味だとは思いもよらなかった。だって、べつだん心配してきいているわけではなく、用語の響きが面白くて、意味を知りたくなっただけなのだから。

この辺の途中経過は覚えていないので、あくまでも推測でしかないのだが、おそらく、「子どもは心配しなくていいの」と言われてもしつこくくいさがって、とうとう、「あんたにはどうせわかんないくせに！」と言わせることになったのだろう。

とにかく、「あんたにはどうせわからない」というフレーズは、強く強く強く印象に残ることになったのであった。

しかーし！

こちとら文脈力の障害をかかえた自閉症児である。

「あんたにはどうせわかんない」と言われて、「もう少し大きくなってから教えてあげます」という意味に変換できるはずがない。

そのことばのとおりに、「そうか、このテーマは、私には生涯知りえない分野なのだな」と思って、納得してしまうだけである。

ま、とにかく。

いくつかの分野について、私は「自分にはどうせわかんないんだな」と考えて片づけるようになっていった。

「子どもだから」とか、「今のうちは」などとは思わなかった。「私には**ずっと**わからないんだな」という気がした。大人になっても、王様になっても、勉強をしても、わからないんだなという気がした。「どうせ私にはわからない」というと、「自分の理解力に自信がない」みたいに聞こえるかもしれないけど、それとはちょっとちがう。むしろ、「該当する分野の方が、自分には手の届かない分野」「接点のない分野」だという感じだろうか。

私は以前、ウェンディ・ローソンというオーストラリアのアスペルガー症候群の女性の手記、『私の障害、私の個性。』という本を訳したが、あれの原題が、"Life Behind Glass"といった。「ガラスのこちら側に生きる」とか「ガラスのこちら側で生きる」という感じだけど、それにとても近い。

難しくてわからないのなら、人にきいたり本を読んだり、回り道をして基礎を固めたりして、ゆっくり調べていけばよさそうなものだ。

しかし、原理的にわかりえない、小宇宙と小宇宙に接点がないのであれば、人にきこうと調べようと、意味がないことになってしまう。

分野がちがうだけであって、理解力の問題ではないと思っているから、自分に自信を失うこともなかった。頼りなく、寂しく、うっすらと怖くはあったものの、「わかる人に任せきりにしておけばいいのだ」という、責任のない気楽さもあった。絶望とあきらめと気楽と神秘を足して四で割ったような、甘酸っぱい感覚であった。

もちろん、すべての分野に関してそう思っていたわけではない。

いろんな「会社」のこと（どこにどんな会社があって、どんな仕事をしているといったこと）。

税金や保険、ローンなど、大きなお金のこと。

長距離の列車、とりわけ国鉄（今のＪＲ）の運行のこと。

遠くの都道府県、つまり、国鉄で行くような場所のこと。

そして、ちょっとおまけに電気関係。

……などなど、主として、ヨノナカ関係のことと、遠出の行き先関係のこと（プラス電気関係）であった。

当時の私はまだ学校には上がっていなかったが、学校の科目でいえば「社会科」にあたるような範囲のモロモロの情報が主であった。

対照的に、学校の科目でいえば「理科の第二分野」にあたるような分野に関しては、両親はかなりつっこんだことも、ていねいに教えてくれた。

というか、内臓のリアルなイラストなんかのけっこうグロい画像も、平気で見せてくれたものだ。私もグロ画像の平気な子どもだったし、排泄物がどこからくるのかは大いなる神秘だったもので、特に消化器の写真には大喜びしていた。

異常気象、天災、疫病などの話も、わりとちゃんと見せてくれた。私はとりわけ雷や台風が大好きで、そっち方面の話だと反応がいいから、話す方もさぞ話しがいがあったことであろう。

ところが、「お金」とか「会社」とか「役場」といったヨノナカ関係のことになると、「子どもはそんなこと心配しなくていいの」「あんたは楽しく遊んでいたらいいの」「あんたにはどうせわからない」が出てくるのであった。

まあ、消化器や台風より抽象度が高いし、なんといっても目に見えない。絵や写真で説明することもできない。

それに、大人が大事な話をしている最中に、じゃまをして口をはさんだのだろうし。

しかし、教えてもらえないとなると、勝手に「そんなに怖い話なのか」と思ってしまうものである。

そんなわけで私は、「ボーナス」とか「車検」、「繰り上げ返済」「配当」といったことばは、口にできないほど不吉なものなんだなと想像してしまった。大人があんなに真剣に対策を話し合っているからには、よほどの危険にちがいない。

ボーナスはうれしいことらしいとか、両親はボーナスを楽しみにしているようだといった点にだけは、まるでそこだけぽっかりと穴でもあいていたかのように、気がつかなかった。

きっと二人は、うれしいからこそ、少しでも有効に使いたくて真剣に話し合っていたのだろう。そして、真剣さのあまり、議論が白熱することもあっただろう。「うれしいね」「楽しみだね」といったことは、当たり前すぎてわざわざ言わずともわかっているので、省略してしまった。だから、私にはその部分だけが伝わらなかった。

残ったのは、二人の真剣な目つきと、意見がくいちがったときの、尖《とが》った声でのやりとりだけ。意見がもう一致した使いみちについては、話し合う必要がなかっただろうから。

しかし、「私がしっかりして品川駅を品川区に戻すんだ！」と使命感に燃えた幼いころとはちがって、いくら危険な事態であっても、私にはどうせわからない、どうすることもできない種類のことなのだなと思っていた。

何度も言われたであろう「あんたにはどうせわかんない」が、だんだん効いてきたとみえる。絶望とあきらめと気楽さと神秘とを足して四で割った甘酸っぱい感じだった。

お金関係と同様に、「自分には手の届かない世界」と思うようになったものに、「時刻表」「日本国内だが遠方の地図」があった。

時刻表といっても、駅に掲示してあるような「何時台は何分発と何分発」というやつじゃない。分厚い本になっていて、細かい字がぎっしりと詰まっていて、列車一本では行かれないような遠くへ行くときに、乗りかえを調べたりするやつのことだ。

どうして時刻表も絶望とあきらめと気楽さと神秘の別宇宙に分類されることになったのかも推測するしかないが、旅行のときの予定などをうるさくきくのでうるさかったとか、あまりに不安げにきくので「大丈夫、大人に任せておけばいいいんだよ」と言いたくなったとか、おおかたそんなことじゃなかろうか。

知らないところへ遠出するのはいろいろとスリリングである。乗りかえをまちがえたら別の方角へ行ってしまうかもしれないし、としゅうで切り離される列車もあるとかいうしね。

そして、なにしろ子どもなので、「行きすぎたって戻ってくればいいんだ」ということを知らない。大人は予備のお金くらい持っているということも知らない。自分は縁日のこづかいだろうと遠足のおやつ代だろうとすっからかんになるまで使うのが当たり前だから、みんなもそうだと思ってしまうんである。

そういえば、大人が「しまった、止まらない電車に乗っちゃった」と言うのを聞いて、凍りついたこともあったっけ。今思ったらもちろん、目的の駅を通過する急行かなにかのことなのだが。

質問が始まるとめんどうくさいだけでなく、もう一つ、母には答えにくいということもあったかもしれない。

今見ていても、父はふつうに時刻表を使いこなしているが、母は時刻表が苦手で、父にまかせきりでいたいらしい。父が決めた予定の説明すら、いやがって聞こうとしないこともあるくらいだ。

でも、大人は無差別に賢いと大ざっぱに考えていた私のこと。「ママにはわからないから、あとでパパにきいてちょうだい」なんて言われたって、意味がわかるはずがない。信じずに食い下がり、とうとう「教えてもらったってどうせわからないくせに！」と言われることくらい、あったかもしれない。

幸い、「JTBの時刻表」は、幼いころは目につかなかったのか、小さい字ばっかりでつまらなかったのか、家になかったのか、とにかく勝手に引き出して見たことはなかった。

だから、「どうせ自分にはわからない」と思うようになるのが間に合った。最初から、「おじちゃんか、おっきいおにいちゃんが見るもの」「難しくて、怖いもの」と思いこんで、見ようとすることはなかった。

ところが、問題は地図（地図帳を含む）ですよ。

地図は、幼いころに好んでながめていた方が先だった。あとになってから、「(ヨノナカ系のことは）自分にはわからない」と学ぶことになったため、矛盾が生じてしまった。

私は、地図を見ることができる。

しかしその一方で、地図は私にはどうせわからないはずの分野であることも知っている。

だから、「この地図は、私のような子どもたちにあてがっとくために用意されている、架空の地図かもしれないなあ」と考えた。

私がいろいろ覚えている地名や駅名だって、「設定の世界」なのかもしれないいじゃないか。

だって、物語の本には、宝の地図や、竜のいる島の地図、ムーミン谷の地図などが載っていて、あれは全部、作りごとの世界だというではないか。

私のくらしている世界（昭和四〇年代の、子どもの接する世界）では、「架空の世界の地図」はありふれたアイテムであったから、これはこれで、そんなに奇異な発想ではなかった。

それに、大人は「これはみんな、架空なのよ。ケロヨンなんて、いないのよ」「ウメ星なんて星、本当はないのよ」「あなたはおりこうだから、現実と物語をごっちゃにしたりしないわよね」と言っているではないか。

おりこうな子は「これは架空の設定だ。現実ではないのだ」と知っているらしい。

ということは、「これは架空の設定だ。現実ではないのだ」をたくさん言えれば言えるほど、おりこうなのだろう。

そう、私は、正しく見わけることが大事なのではなく、**ツクリモノという判定を下す回数が多いことが大事**だと解釈していたのだ。

そして、母が「あなたはおりこうだから」と言う以上、私はおりこうであるらしい。

ということは、あれもこれも架空の設定であって、現実ではないはずだ。

新聞にはケロヨンのぬいぐるみショーの広告が載っていたが、あれも、架空の広告であったらしい。新聞に書いてあった会場へ行っても、ケロヨンのぬいぐるみは来ないのだろう。ケロヨンはいないのだから。

会社のロゴマークなんかも、新聞やテレビCMで見かけるのを覚えてはいたが、会社がどこかに本当にあるのかどうか、確信が持てなかった。

みんな、設定かもしれないじゃないか。物語の中の会社かもしれないではないか。

でも、大塚製薬は実在するはずでは？

風邪に改源の「カイゲン」も実在するはずだ。

味覚糖も実在すると思う。

看板だけじゃなく、看板の下にはビルの本体もあり、おじちゃんやお姉ちゃんが入って行ったり、出てきたりするのを見たんだから。

でも、大塚製薬は、やっぱりないのかも……。テレビでやっているのは架空なのだから。

それに、テレビでやっているものは東京にあるはず。「大塚」製薬というのに、文京区の大塚でも豊島区の大塚でもなくて、大阪の東区にあるなんておかしい。

それに、オロナミンCも、ボンカレーも、テレビではやっているし、お店にも置いてあるけど、家では決して買ってもらえない。

どちらなのだろう？

一方、「ロート製薬」はテレビでハトの舞うＣＭを見ているせいもあって、なんとなく、テレビの中にしかないような気がしてならなかった。ＣＭに映る社屋は屋上が中心だったため、給水タンクを隠している塔屋かなにかが大写しになっていて、たしかにハリボテらしく見えた。

私はクイズ番組のセットの仕掛けが大好きで、「アップダウンクイズのスタジオに行きたい」と言ったら「あんなのは、みんなハリボテなのよ」「ペラペラのベニヤ板なのよ」と注意されたから、ＣＭで見る社屋までハリボテだと思ったのかもしれない。

ロート製薬も道修町近辺にあったらよかったのかもしれないが、不運なことに、生野区の巽公園の近くにあったのだ。

私は、生野区や平野区には、連れて行ってもらったことがなかった。

だから、ロート製薬も、東京というテレビの世界にあって、アニメや人形劇のキャラクターたちが通勤しているのだろうかと思った。

永谷園も、ニッスイも、マルシンも、グリコも、カルピスも、キンチョールも、サッサも、テレビに出てくるから物語のはずだ。それなのに、店に行くと商品は売っている。

不思議だった。町は現実と物語の二重写しのようだった。

それに、ミワコちゃんの家に行ったら、テレビの世界にあるはずの、カルピスが出てきた！

なんておいしいのだろうと思った。あんまりおいしいので、ここは物語の国かもしれないと思った。こんなおいしいものが飲めるのなら、架空の世界でも別にいいやと思った。

でも今思ったら、店頭でボンカレーを指差して、「これ、本当にあるの？」ときくのは、やめといた方がいいと思うぞ。マルシンのハンバーグを指差して、「これ、本物？」ときくのも、誤解されると思うぞ。

人の家でカルピスを出されて、「これ、本物？」ときくのも、失礼だと思うぞ。

ミワコちゃんの家でカルピスを出された翌年の夏、うちでもカルピスが出た。

しかし、「カルピス」のはずなのに、母は「おちゅうげんをいただいたのよ」と言っていた。

だから、包み紙にはカルピスと書いてあるが、うちのだけは「オチューゲン」という飲みものなのかもしれないと思った。「オチューゲン」って、ドイツ語のような、お薬のような響きだと思った。「カルピス」はテレビの世界のアイテムだが、「オチューゲン」は現実の世界のアイテムのような気がした。

どっちが正しいのだろう？

しつこくたずねては叱られると思ったので、きくわけにはいかなかった。

そこで、どちらが正しくてもまちがった名前で呼んでしまうことにならないよう、「あの、薄めて作る白いあれ」と呼ぶことにしていた。あるいは、「水玉の紙の茶色いびん」と呼ぶことにしていた。

さて、「会社」とか「時刻表」とか「地図」などを架空の世界かと思ってしまうと、困るのは、学校の社会科だった。

かつては父の地図帳を勝手に見ていた私だが、学校の社会科の教材で地図帳が出てくると、たちまちつまずいてしまった。

小さいころに見ていた地図は、設定の地図。

これは、おべんきょうの地図だから、本当の地図。


おべんきょうの地図は難しかった。

難しくなければならないのだ。

なぜなら、私にはどうせわからない世界に属するはずなのだから。


それに、小さいころに勝手に見て覚えていた町の名前や駅の名前など、とうに忘れてしまっていた。「品川事件」くらい印象の濃かったものはさすがにぼんやりと覚えていたが、「小さかったからね」と片づけて、特に思い出しはしなかった。

小さい子は、架空の設定と現実をごっちゃにしてしまうものだ。

あのころは小さくて、まだ赤ちゃんだったから、架空の地図を信じていたのだと思った。

今は大きくなったから、「地図は難しくて怖くてブキミなもの」と正しく知っている。えへん。かしこくなった印だ。

まあ、幸い、小学校、中学、高校と、ずっと地理は苦手で、成績もいまいちで、勉強する意欲もなかったから、矛盾が出ずにすんだ。おかげで、「私にはわからないはず」と一致して、きれいで、おさまりが良かった。

考えてみたら、中学のときに、東海道五十三次の宿場の名前をそらんじてみたことがあったのだが、「これは歴史だもん！　地理じゃないもん！」という言い訳があったから、矛盾を感じなかった。もしかしたら、本当は私も少しは、地名や地図に興味があったのかもしれない。

中学のころに気づいたのだが、何回組がえがあろうと、どこの組にもたいてい一人か二人、全般的な成績はそれほどでもないのに、地理の成績だけが飛びぬけてすぐれている生徒がいたものだ。ヨソではどうか知らないが、私が出会ったそういう子は、みんな男子だった。

駅の名前が順に言えたりする生徒たちで、地名がすっと口に出てくるし、地図の上での位置もイメージできるらしかった。

そう、彼らは、「時刻表が読める男子」だった。

そっかあ、と私は思った。

時刻表は、「おじちゃんかおっきいおにいちゃん」の読むものだった。あの子たちは、「おっきいおにいちゃん」だ。たしかに、そういえば黒の詰め襟を着ているもんね。

私もそろそろ、おっきいおにいちゃんと同級生になる年になったんだー。

自分が東海道の宿場の名を暗誦できることと、彼らが現代の東海道本線の駅名を暗誦できることが、似ているとはこれっぽっちも気づかなかった。だって、私のは歴史だもん！　歴史は、軟弱な女子だってわかっていいはず。

なんと、自分勝手なリクツであろうか。

このころにはさすがに、時刻表は他人が見ようと私が見ようと本物であるとはわかっていた。「私に読めてわかってしまったら架空の時刻表の証拠だ」とまでは、もう思っていなかった。「設定世界だけの時刻表なんて、そりゃ推理小説の付録か、二時間ドラマの小道具としては作るかもしれないが、本物とまぎらわしい形で書店やキオスクに売ったりするはずがない」と知っていた。

ただ、「自分にはどうせ読めない」と思っているだけだった。

家族旅行のときなど、父が予定を説明してくれようとしても、「怖いっ！　聞きたくないっ！」と耳をふさいだり、大声で歌を歌ってかき消したりして、身を守った。身をよじり、足ぶみをし、わき腹をつねったり、頬の裏側を噛んだりして狼狽を散らした。

うっかり聞いて、ちゃんとわかってしまったら不吉だと思うと、怖かった。

母も時刻表にふつうの苦手意識を持っていたので、やはりめんどうがって聞きたがらなかった。

二人で声をそろえて「いやっ！　聞きたくない！」と言っておき

ながら、いざその場になると、「乗りかえは何分あるの」「いったい何分待つの」と言いだすのだから、扱いにくい妻子であった。

大学に進んでもまだ、私にとって時刻表とは「何となく怖くて、キモチワルイもの」「どうせわからないもの」「読める人に読んでもらうもの」だった。

ところが、二〇をすぎてからのことだが、ひいきのバンドが遠くのコンサートに参加することを知った。お金はあまりなかったが、「青春18きっぷを使えばなんとかなるらしい」とどこかで聞いた。

なにしろ、授業を休んでごろごろしているのがバレて叱られたばかりだし、父に相談したら母にバレてしまうだろう。内緒でやるしかない。

外泊はいけませんと言われていて、グループ旅行やキャンプはいつも一人だけ不参加だったから、ホテルや民宿に泊まるのは無理だと思っていたが、夜行列車や夜行バスの車内で必死で眠らずに起きているなら、宿泊したことにはならないと思った。


そして、時刻表を片手に、現地へ着く乗りかえの計画を、ひとりで立ててしまった。

気持ち悪いことに、あってはならないことに、ひとりでも計画が立てられてしまったのだが、「行きたい」という思いが全画面表示になっていたため、不吉さに気がつくスペースがなかった。


愛の力ですねー。アマチュアバンドへの愛だけど。

モンダイな画面分割（詳しくは『自閉っ子におけるモンダイな想像力』

一五ページをごらんください）が、身を守ってくれることもあるのだな。

そして、時刻表に書いてあるとおりの列車に乗ってみれば、本当に、時刻表に書いてあるとおりの時間に、時刻表に書いてあるとおりの駅に着いちゃうではないか。

それも、時刻表に載っている沿線の駅に、ぜんぶ止まるのだ（各駅停車ですからね）。

書いてある駅は、やっぱり実在するらしいのだ！　ぎゃー気持ちわるい！

いや、さすがにこのころには駅が実在することくらい信じてはいたけど、やはり新鮮だし、微妙に気持ち悪く、微妙に怖いのが楽しかった。なんというか、物珍しく、奇異だった。

一つずつ、駅に止まるたび、「うわーー、書いてある駅が、本当にある！」と無言でだけど内心では絶叫していた。モダエるのも変なので、体をつねったりして、痛みで「散らし」て耐えた。

感激というべきか、気味が悪いというか、うん、やっぱり気味が悪くて楽しかった。

昔は、物語の中に納まっているはずだった人が、ぬっと出てきてしまったのだから。


電車に乗っていて、いきなりサンダース軍曹が乗ってきて、向かいの席に腰を下ろしたら、「自分はいま、夢の中？」とか思いませんか？

サンダース軍曹くらいなら実写だから、俳優さんかもしれないけど、軍曹の右隣には磯野フネが、左隣にはピングーが座ったら？

アニメのくせに電車乗るな！　頭大きいな！　と、言いたくなりませんか？

粘土のくせに来日するな！　クチバシに指紋ついてるぞ！　と言いたくなりませんか？

まあ、このときにはもう、ここまで架空だとは思ってなかったからこそ列車で行く計画を立てたのだけれど。でも、小さいころに信じていた感覚が、耐えられる濃度にまで薄められていきなり戻ってきた感じだ。

そして、何度もくり返したことだと思うが、薄めた「怖い」は「おもしろい」のだ。

だから、時刻表に載っている駅が「あるー！　やっぱり本当にあったー！」というだけで、いちいち、どきどきわくわくするのであった。

その後しばらく、たいした用もないのにあちこち旅するのに凝った時期が続いたのだが、あれはあれで、必要なプロセスだったのだろう。

今でも少しは、「文字で見ただけの地名なんて、実在しなさそう」という感覚がないわけではない。

仕事で招かれておきながら、空港に着いて、「げーっ、本当にあった！　気持ち悪ー」なんて失礼なひとりごとを、声には出さずに言うこともある。

この「気持ち悪い」は「感激」とか「夢みたい」などにかなり近い意味なのだが、ことばだけ取り出すとやはり失礼な響きになってしまう。

でもね、「地図で見ただけ、時刻表で見ただけの駅を、ひと目、実際に見てみたい」という楽しみかたは、わりといろんな人に共有されているもののようだ。実際、健常者でもそういう「鉄」の人を、私は何人か知っている。

だから、これも、程度の問題なのじゃないかという気がする。健常者の一部も持っている感覚を、少し（？）極端に持ってるだけなのかもしれない。

まあ、とにかく私は、いったんは「どうせ私には知りえない別世界のはず」と思った「会社」や「地図」や「時刻表」と和解した。みんな、自分の住む世界とつながっていると知った。味覚糖だけじゃなく、大塚製薬も、ロート製薬も実在する。そして、時刻表に書いてあるとおりの列車に乗れば、アクシデントさえなければたいがいは、目的地に行ける。たとえ、私でさえも。

時間はかかるし、ときにはまちがえることもあるが、私にだって、時刻表は読めた。

まちがえたとしたら、それは、不注意だったか、読むのがへただからであって、時刻表が「私の知りえない別世界」にあるからではない。

私にだって、調べればわかる。

それは、裏返せば、「おっきいおじちゃんならだれでも、なんでも知っているわけではない」ということでもある。

「私にはどうせわからない」は、「おっきいおじちゃんでありさえすれば、自動的になんでもわかっている」と裏返しだった。

「おっきいおじちゃん」だって（おっきいおばちゃんもそうだが）、昔は小さい子どもで、わからないころはあった。それが、ちゅうぐらいのおにいちゃん、おねえちゃんのころに、少しずつ、調べかたの練習をして、だんだんわかる力をつけてきたにすぎない。

それに気がつくと、「その気になれば調べられる」「勉強すればわかる潜在力はある」と「わかっている」の区別もついてくる。「調べればわかるようになる力は持っていても、まだ調べてないこと」はあるかもしれないのだ。

大人だって、すっごく物知りのえらい人だって、「これからわかるようになること」があるかもしれない。大人だって、必要になったこと・興味を持ったことだけを、そのつど調べているのかもしれない。

そして、必要のないこと、興味のないことは、調べる気になれないかもしれない。たとえ、調べればわかる力があったとしても。時間のないときは、なおさらだろう。

「ものをよく知っている大人」が、のっぺりした抽象概念ではなくなってきた。

事情も都合も履歴もある、有機生命体だったのだ。

私にものを教えてくれるかどうか、質問に答えてくれるかどうかも、「物知りかどうか」や「親切かどうか」だけで決まるとはかぎらない。

そんなに博覧強記じゃない人でも、過去に調べた経験のあることや、ふだんの仕事で知っていることは、すっと出てくるので、簡単に教えてくれることもある。

物知りで親切な人でも、不慣れな分野はある。忙しいときもあれば、体調の悪いときもある。

そんなあれこれに納得がいったのは、不登校中のくせにひいきのアマチュアバンドを追って、こっそり18きっぷで遠征を企てたおかげだった。

大学三年め（二回の裏）、二一歳の夏であった。

自閉っ子って奥が深い

花風社 いやあ、この章は驚きたっぷりですよ！　定型発達の人間にとっては驚くことばかり。

ニキ そお？

そお。まず、子どものとき、「あんたにはわかんないくせに」と言われると「生涯知りえない」と思ってしまっていたっていうのが驚き！

「どうせわかんない」は「どうせ」が効いてたのかもしれません。うるさがってる口調が入ってるし。

「興味があったらあとで説明してもいいけど、今は急いでるからこの話は棚上げ」とか

「今日はお父さんが担当者（責任者）だから、最終的にはお父さんに決めてもらいます」とか、そういう説明があったらまちがえなかったと思う。「今は」きかれたら困るけど、きいていけないことではない、ってのがわからなかった。

それも、定型発達者の省エネモードの説明なんですよね。どうして省エネでいくかっていうと、私たちの間ではそれで話が通じるから。でも自閉っ子はこの「省エネ説明」に混乱するんだね。

　あとね、東京が架空の都市かもしれないっていう「世界の切り取り方」にも驚いた！私はちゅん平こと藤家寛子氏からも同じことを聞いたことがあります。お二人とも何度も東京に来たし、今は実在することをわかってくれてるとわかってはいるけどね。

　でも私は子どものころから、自分が住んでいない土地、行ったことのない街の存在を疑ったことはないなあ。どうしてだろう。

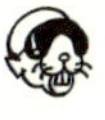
架空かもと強く疑っていたのは、東京だけだな。あとは半信半疑。だって懸賞の送り先とか東京で、応募しようとすると「絶対当たらない」とか言われたから。それに、東京で作っているテレビ番組見ていても「あんなのはツクリモノ」と言われるし。

「絶対当たらない」の「絶対」をりちぎに受け取ったんだね。

先月の当選者とか、雑誌に載っているじゃないですか。でも絶対当たらないのなら、この人たちも実在しないんだなとか思ってた。

はあ。そこまでりちぎか。本当に自閉は急に止まれないんだな。

ところで浅見さんも出張でいろいろなところに行くけど、空港について「本当にあった〜、キモチワル！」って思うことない？

ない。

私はね、出張の先の土地があったことだけじゃなくて、出張先で予定通りに浅見さんがいると「ぷ」って笑うことあるんですよ。失礼だと思って見せないようには心がけているけれども。「本当にいた〜」って。

知ってる。自閉っ子じゃなければ「失礼なヤツだ」って思っていたかもしれないけど、自閉っ子はおもしろがり方のツボが違うから、自分の服装や容姿やたたずまいや荷物の多さなど、自分の存在に関することを笑われているわけじゃないとわかっているから、別に気にしていない。

それに、安心するのもあるかな。あ、間違えずに予定通りにつけたという。それでほっとすると笑いが出たりする。

ほっとすると笑いが出るのはわかるな。それは私も同じだな。同じところと違うところがあるね。

空港で浅見さんを見て「あー、ほんとにいるー」と思って笑うのは、「いなかったらどうしよう」という不安が和らぐせいでもあるんですね。小心者なもんで「私が日や行き先をまちがえて乗ってたら、あるいは、浅見さんの乗る便が欠航になったら、どうしようどうしようどうしよう」みたいな感覚が常にあるから、見つけたときに安心す

るんですね。そしたら顔がにやけてしまいがち。

なるほど。きっと私はニキさんほど「どっちかが日や行き先を間違える」「悪天候じゃないけど欠航する」可能性を高く見積もっていないのかもしれない。ていうか、あんまりそういう心配をしていないのかもしれない。

　あとね、もう一つこの章で驚いたことはこれ。

「テレビの中のことは虚構」って教えられて「あなたはおりこうだから」って言われて「ウソっこ認定たくさんできるほうがおりこう」だと思い込んだというその考えの道筋に驚いた。それでもって忠実にウソっこ認定を繰り返していたら、「スネてる子」「シニカルな子」に見えてしまって、いやなガキだと思われかねないと思う。私はアツい子どもだったから、子どものころそういう子がいたら、なんだよこいつ、って思ったかもしれない。まさかハイパーりちぎに物事を考えている結果のウソっこ認定だとは思いもよらないものね。

なんて読むの？

あとさ、道修町って何？　なんて読むの？　どうしてロート製薬がここになきゃいけないの？

え、知らないの？　大人のくせに～。社長のくせに～。

知らない。

あのね、「どしょうまち」って読むの。薬のメーカーが集まっているところなの。そんなの絶対知っていると思っていた。なのに読み方も知らないなんて。大人のくせに～。社長のくせに～。

私はね、薬業界の人でもなければ大阪の人でも、お医者でも看護師さんでもないからね、そんなの知らなくても当たり前！　第一、東京の存在さえ疑っていた人に言われたくないね！

やっぱり大人でも社長でも知らないことあるんだね。

当たり前。みんな最初はなんにも知らないの。それから自分の周りにあることを手がかりに少しずつ勉強していくの。

そうそう。人間は有機生命体で、わからなかったことがわかるようになったりするんですよね～。大人だって、博識の人だって、今知らないことがこれからわかることがあるかもしれないんだ。浅見さんだって今日はじめて、「どしょうまち」って読むのを知ったし。

そうそう、人間は少しずつ変わっていく。それを知らないと、腹が立つ機会も多いと思うの。「○○先生は専門家の癖に何もわかっていない」とか。

専門家の先生だって生まれたときから専門家じゃないんでしょう。最初は赤ちゃんだったんだもの。

そうそう。それでお勉強して大人になって、どんなえらい先生だってまだお勉強の途中なの。みんなそうなの。自閉っ子のことを大事に思っていても、まだ知らないことがあってもしょうがないの。それが見えないと、いろんな人に腹が立つ。

浅見さんも生まれたとき赤ちゃんだったんだよねえ。その大きさで生まれてきたんじゃ、お母さん超難産だもんね。

……。

コワいを薄めるとおもしろい

それにしても、「怖い」を薄めると「おもしろい」なのか。

両方とも、心臓がどきどきするでしょう？

たしかに。ただ私には実感はしにくいな。私にとっては「怖い」と「おもしろい」はかなり違うもののように思える。でも定型発達の人でも、ニキさんのように感じる人はいると思う。「怖いもの見たさ」が好きな人はいるしね。私はどちらかというと「怖いもの見たさ」は好きじゃないほうだから。それだけ本当は怖がりなのかもしれない。
　で、怖がりかもしれない私から見ると、自閉っ子は怖がることが多くてそれがかわいそうなんだけど、かわいそうがらなくていいのかな？

……。

次の章ではニキさんが、「どうしていろんなものが怖くなくなったか」を書いているよね。

大人になってよかった

私は楽しい子ども時代を送った割に、これまで一度も、「あのころはよかったのになあ」「あのころに戻ってやり直せたらなあ」と思ったことがない。

「現在」と「過去」の区別がつくようになり、「あのころ」という単語を使えるようになって以来ずっと、「これまでで、今が一番いい」と思ってきた。

単に、本当にひどい目にあったことがないだけなのかもしれない。

あるいは、横着な性格で、「そのうちなんとかなるさ」と思いがちなせいもあるのかもしれない。

でもそれ以上に、年齢が進むにつれて、ムダに怖がることが減ってきたからという理由が大きい。

小さいうちは物を知らないから、勝手に想像した「怖い考え」がチェックを受けることが少ない。

それが、知恵がつくにしたがって、この世の「怖いこと」にはいろいろと制限があるとわかってきたのだ。

そりゃ、生きていれば不測の事故もあるだろうし、悲しいことだって起きる。

でも、だからといって、物理の法則に反する災難は起きないと知った。重力定数は変わらないし、因果律はひっくり返らない。あとから起きたことは、前に起きたことの原因にはならないし、無生物は感情も意志も持たない。

物理的に起こりうる災難に絞られただけでもたいしたものなのに、その上さらに、「珍しい災難は、珍しい」ということを知ったのだ！子どものうちは、経験の年数が足りなくて確率の相場をつかめなかったが、三〇年、四〇年と生きてると、さすがに、ありがちな危険とレアな危険の区別がついてくる。

それに、レアな災難には、だれだって準備ができてないのが当たり前らしいと知った。

レアな災難に遭ったときは、うろたえても叱られない。せいぜい、「急場にも沈着冷静な、かっこいい人」になりそこねるだけである。

べつにうろたえながらでもかまわないから、同時進行で、困ったり、苦しんだり、後始末をしたり、立ち直ったり、助けてくれた人にお礼を言ったりすればいいのである。

だから、ありがちな災難の数種類についてはそこそこの備えをしておいて、レアな災難は、起きてしまってから、調べながらなんとかすればいいやと思うようになった。


モンダイな想像図は、今でもじゃんじゃん思いつく。ただ、今では、「そりゃー普通はないだろー」という想像図をふるい落とすことを覚えた。

想像力は育たなくても、フィルターは育つ。

それだけで十分、ムダな恐怖やムダな歓喜が省けるってもんである。


たとえば。

私は幼いころ、戦争や空襲などは、自分がやったのだと思っていた時期があった。戦後の物資不足や食糧難も、私が起こしたのかと思っていた。

物をもらって喜びをわかりやすく表現できなかったときや、食べ残しをしたときなどに「今は物があり余ってるから、なんでも粗末にする」と叱られるのだが、そのときに、両親の戦争体験を引き合いに出されるからであった。

私は、予期しないときに物をもらうと、「うれしい」とか「恥ずかしい」とか「怖い」とかがごっちゃになってどうしていいかわからず、わざと知らんぷりして話題を変えたり、少しずつ見慣れようと、一部分だけ見えるようにして物陰に隠したりするので、喜んでいないと思われるのだった。

母のプレゼントは衝動買いが、父のプレゼントはいただき物のお下がりが多いので、いずれも予告は難しかった。かといって、私を連れ出して、望む物を買い与える時間の余裕はなかった。

そして、私は、お腹が空いているときほど、少ししか食べられない子どもだった。

最近ようやく気づいたのだが、食べものと空気をうまくより分けられないため、空気で胃がふくらんで痛むらしい。がつがつ食べると、それがいっそうひどくなるのだろう。

しかし、仕事から帰って食事のしたくをする方にしてみたら、「お腹が空いているだろうと思って急いで作ったのに、こんなに残して」と思えるだろう。

両親の戦争体験を聞くのは、いつも、そんなときであった。

しかし、急に物をもらってうろたえているときも、胃に空気がたまっているのにげっぷが出なくて苦しいときも、落ちついて話を聞く余裕はなく、文脈がよくつかめなかった。

とにかく、厳しく叱られていることだけはわかる。自分が悪いことをしたらしいとだけはわかる。そして、空襲、防空壕、疎開、配給といった恐ろしげなイメージが頭に浮かぶ。「ごめんなさい」と謝って、許してもらう。

そんなことをくり返すうち、だんだん、自分は戦争を起こし、焼夷弾を落としたから叱られているのかなという気がしてきたのだった。

まだ、時間軸とか順序などの概念がよくわかっていなかったから、「自分が生まれる前のことなら、自分がやったはずはない」と気づく力はなかった。

しかし、成長して、「あとで起きたことは、前に起きたことの原因にはならない」と知ると、「戦後に生まれた自分が、戦争を起こしたはずがないのでは？」と気づくことが可能になった。

ということは、祖父の没落も、祖母の大病も、私の陰謀ではなさそうだ。

リアルタイムで気づくのはなかなか大変で、しばらくは信じてしまうこともあるが、ちょっとショックが治まって冷静になると、わりと修正がきく。

また、市役所や銀行で用事が長引くうちに閉まる時間がきたとしても、単に、表玄関シャッターが閉まるだけである。

市職員や銀行員は、映像ではなく、「ミ」がつまっている。質量もある。だから、営業終了時刻と共に、スイッチを切ったように消えてしまうわけではない。

ということは、客である私だって、スイッチが切られるわけではないし、消滅したりはしない。

ただ、ふだんの出入り口が使用できなくなるので、裏口へ案内されたりするだけだ。

まあ、やはりリアルタイムで気づくのが間に合うとかぎらないから、いかにも消えてしまいそうな気分になってうろたえることはあるけれども、思い直せるようになった。

飛行機だって、私が窓の外の景色を見たくらいでは、落ちたりしない。

そりゃ、二人乗りのボートの上で暴れたら、ひっくり返るかもしれないが、飛行機の中で雑念なく「念じているかどうか」と、飛行の安全を結びつける原理なんて思いつかない。意識は、物質界に影響しない。

まあ、雑念なく念じていなきゃいけないと思っていた子どものときの後遺症で、「そうだ、念じなきゃ」という気分にはなってしまうが、これは生活習慣のようなものにすぎない。「私が祈ったんだから落ちないぜ！」と思っていられると気分もいいので、便利なくらいだ。

本を読んでいたりして念じるのを忘れたときに「大変だ！　忘れた！」と思ってしまうようなら実害があるから直した方がいいと思うが、「あら、忘れたねえ」ですむレベルなので、直さなくてもいいかなと思っている。

というわけで、「物理的にあり得ない災難は物理的にあり得ない」

と知っていると、とても有利だ。

その上、レアな災難はレアだということも知った。


もちろん、大人だって、さまざまな災難の確率をまちがえて受け止めていることはあるだろう。

珍しいニュースはニュースバリューがあるため、報道される頻度が高くなったりして、印象にバイアスがかかることはある。リスク評価はバランスの問題があるから、けっこう難しい。

でも、たとえ偏りはあっても、それは「大人のかんちがい」である。子どものかんちがいとはケタも種類もちがう。


住宅街で海賊を見たり、ゴミ袋をオオカミだと思ったり、ぜにたむしを膠原病だと思いこんだりするのが、子どものかんちがいだ。

大人なら、秋田犬やハスキーをオオカミかと思うことはあっても、ゴミ袋をオオカミとは思わない。

幼いとき、いっしょに歩いていた（たぶん健常の）女の子が、「海賊が来た！」と言って泣きだしたことがあった。

しましまのTシャツを着た男性が、眼帯をして歩いてきたのだ。

その子にとっては、「しましまのシャツ＋眼帯＝海賊」だった。

私は、「大丈夫だよ、海賊じゃないよ！」と言った。「海賊の眼帯は黒いんだよ。あの人の眼帯は白いから、きっと目医者さんでもらってきたんだよ」

そう、私にとっては、「しましまのシャツ＋**黒い**眼帯＝海賊」だったのだ。どちらも子ども。たいしてレベルが変わらない。

ここで「海賊は陸上にはあんまりいない」と考えるのが、大人の判断というものである。

小学校のときは「寄り道してきたでしょう」と言われたのに寄り道した覚えがないと、記憶を失ったのかと思った私だが、中学に上がるころには、記憶喪失なんてめったにない事態だということを知っていた。

だから。

題名は覚えていないが、『子どもの赤信号を見抜く本』とかなんとかいう保護者向けの本を読んでいて、「女の子がパンツのゴムをゆるゆるにしていたら、ヌード写真のモデルのアルバイトをしている」という記述を読んだときも、ちょっとの間しか青くならずにすんだ。

私はパンツのゴムがきついのが嫌いで、母に頼んで全部ゆるく入れかえてもらっていたので、「変だ、ヌードモデルをしているはずなのに、記憶がない」とちょっとどきどきしたが、「でも、記憶がなくなる事態ってけっこう珍しそうだから、本人が覚えていないということは、本当にやっていないだけの確率が圧倒的に高いんじゃないかな？」と思い直すことができた。

そして、気をしずめて改めてよくよく見直してみると、少し離れたところに「かもしれない」と書いてあるのを見つけることができた。

おかげで、ヌードモデル＋記憶障害のダブル疑惑は、たぶん四五分くらいでめでたく晴れることになったのであった。

先ほどの飛行機の件も、「珍しい事故は、珍しい」と思うと、必要以上に怖くなくなる。

まあ、私はもともと飛行機が怖くないので、飛行機についてはこれ以上安心する必要はないともいえるんだけど。

飛行場に置いてある時刻表を見ると、一日に飛んでいる便数はものすごいってことがわかる。

羽田でなかなか離陸できずに待たされているときだと、さらに肌で実感できる。

国内線だけでこれだけ飛んでいるのだから、国際線や、外国の国内線も合わせたら、調べるのもめんどくさいほどの本数だ。

しかも、それが、毎日毎日飛んでいる！

その総数を思うと、数年に一回かそこら報道される事故など、いかにレアなことかわかる。

そして、その舞台裏には、数えきれない数の、私が生涯顔を合わせることもないであろう人々の働きがあるのだった。

世界は広くて大きくて、とほうもない人数が働いて、無事故を支えているのでありますよ。


心配ごとに物理法則の制限も確率の制限もなかった子どものころ・若いころは、心配する対象が多すぎただけではない。

ひとつひとつの心配ごとの内容だってあいまいで、しぼることができていなかった。


たとえば、学生のころはよく、「実社会は甘くない」「学生気分のままでは職場では通用しない」といったことばを耳にしたものだ。

私自身が直接言われたこともあるし、ほかの人が言われているのをもれ聞いたこともある。一般論として語られているのを聞いたこともある。

多かったのか少なかったのかは知らないが、印象には残った。

そんな私が、人より一〇年遅れて世の中に出て、仕事を始めてみたら、まあたしかに大変ではあった。いろいろと人並み以下のところもあるだけに、なおさら大変なこともあったかもしれない。

でも、予想していたほどではなかった！

「こんなに甘くていいのか？」と不安になるほどだった。

もちろん、運に恵まれているということもあるのだろうけれど、どうも、私が想像していた脳内タイヘンの方が、現実のタイヘンを圧倒的に上回っていたらしいのだ。

「いったい、どんな『タイヘン』を想像していたんだよ」ときかれても、うまく説明できない。なぜ説明できないかというと、全然、具体的な想像じゃなかったからだ。

具体的に怖い想像をしようにも、「会社」についての予備知識がないから、想像に使う材料がなかった。

だいたい、会社はみんなで仕事をしてお金をもうけるところだということも、考えたことがなかった。

学校に行ってたころの私にとって、**「会社」とは、「叱られるときに引き合いにだされることば」**でしかなかった。

「社会」も同じ。

つまり、「会社」も「社会」も、なまはげになっちゃってたのだ。「悪い子はいねえがー」「寝ない子はいねえがー」という、アレである。

なまはげは、おどかすのが本業であり、ミッションである。「会社」はちがう。社会人一年生をいじめるための装置でもなければ、高校生や大学生をビビらせるための装置でもない。仕事でつらいことがあったとしても、それは「たまたま」で、副次的なものでしかない。

片手間の脅し(?)なんて、本業の脅しにかなうはずがない。

私は就職したことがないので、今でも会社には入ったことがないのだが、少なくとも、会社がなまはげじゃないことくらいは想像がついちゃうぞ。

なぜなら、縁もゆかりもないどこかの学生をおどかしたって、もうからないだろうから。

会社は、仕事をしてお金をもうけるところだ。なら、もうからないことはやらないだろう。

採算を度外視していやがらせに走る社長も、たまにはいるだろうが、けっこうレアだろう。

そう考えると、あまりにも相手がもうからなそうな災難の想像も、ふるい落とされる。

会社が、脱なまはげ化したんである。

起こりうる災難の選択肢に、「物理的な制限」「頻度や確率の制限」のほかに、「コストという制限」までかかったわけだ。

そんなわけで、五歳のときよりも一〇歳のときの方が、一〇歳のときよりも二〇歳のときの方が、二〇歳のときよりも四〇歳のときの方が、「とんでもない心配ごと」をたくさん却下できるようになった。

責任がふえたぶん、ありがちな心配ごとはふえた。でも、ありがちな心配ごとは、とんでもない心配ごとにくらべて、圧倒的にスケールが小さい。

だって、実現可能な災難しか、実現することはできないのだから！

これって成長？

花風社 そうか、ニキさんはフィルターが育ったんだね。成長したんだね。それでいろいろなものが怖くなくなったんだね。

ニキ ただ、私は、フィルターが育ったのを、成長とは感じてないんですよ。まあ、それを普通は成長と言うのです、と言われれば、はいそうですかと答えるしかないんですが。

そこのところ詳しく聞かせてくれますか？　っていうのは、私たち定型発達者より自閉っ子のほうが一つ一つの言葉の定義が厳密で狭いから、ニキさんの「成長」と私の「成長」は違うでしょうし。

本質が変わらないままで、単にデータの数を機械的に増やすだけ、というか、プログラムは変わらないでデータを入力するだけ、というか。

そうそう。それがこの本のテーマの一つなの。ニキさんが生き易くなったのは、自閉が治ったからじゃないんですよね。自閉脳のまま、経験値というか、データというか、そういうものが増えて、結果として生き易くなった。

そう。脳みそは変わらない。でも経験は増えた。子どものころよりラクになった。大人になってよかったと思ってます。

実は私も、大人になってよかったと思ってます。

ニキさんと私は余暇の過ごし方とか食べ物の好みとかそして男性の好みとか、ほとんど違うことだらけだけど、この「ノーテンキさ」は似ているんじゃないかとひそかに考えているんですよ、いつも。客観的に見て、社会に出てからのニキさんだってまったく苦労してないわけじゃないですよ。私だってそうかも。でも基本的にノーテンキだと思う。

社会に出る前は「なまはげ」におびえていたのかもしれない。社会や会社って、すごく大変なものなのだと刷り込まれていたのかもしれない。

かもしれない。学校は「なまはげ」の宝庫だからね。会社や社会のなまはげ化は学校とかでさかんに行われるけど、私たち定型発達の子どもは話半分に聞いているんですよね、先生の言うこと。自閉っ子はりちぎに聞いているから、被害が広がるかもしれないね。

逆に、学校やなんかで苦労している人を見ると、「すぐに終わるよ、学校時代なんて」と思っている。そして「学校ルール」をとうとうと説く先生方と、それを守れないがためにしゅんとしているお子さん、親御さんを見ると、違和感を感じたりする。だって学校と社会って別のルールで動いているから。

そうそう、学校と社会って別のルールで動いているね。

なまはげはおどかすのが本業。じゃあ学校は？

学校の時代に絶対できないとダメだとされていたもの、たとえば「逆上がり」だって、社会人になってからやれって言われたこと一度もないし。「誰とでも仲良く」しなくても、世の中渡っていけるし。学校で習ったことの中には、社会で役に立たないものは多い。

でも学校で習った読み書きそろばんは役に立ったよね。それに社会や理科も、役に立った。

役に立ったね。だからある程度学校に適応することは大事なんだろう。学校に行けなくなると、読み書きそろばんも社会や理科も習えないし。

でも学校には「なまはげ系」と「逆上がり系」の習得内容が多すぎて、リソースが少ないうえにりちぎな自閉っ子にはキツイかなという気がする。これをどうにか調整するのが「特別支援教育」なのでは？　と思っているんだけど。

それと、学校生活はいつか終わることだって知っているだけで、学校に合わすのがちょっとだけラクになるかもよ。

でも子どもは、たとえ定型発達の子だって「そのうち終わるよ」を知る材料を持ってないでしょう。

人によるのかも。でも少なくとも私は「いつか終わる」ってかなり意識していたな。親にもよく言われたし。だから学校が多少おもしろくなくても登校拒否にもならなかった。定型の多くの子だって、学校が好きで好きで通っているんじゃなくて、義務感で学校行っていたり、適当にその場であわせているだけだったり、大学まで出れば人生無難だよな、っていう損得の気持ちで通っているのかもしれない。学校の先生になるような人は、そういうフマジメな児童・生徒の気持ちはわからないかもしれない。私みたいな面従腹背の生徒は、学校の先生になりたいと思ったことは一度もないしね。

それは浅見さんが都会に育ったから。仕事の種類が多い場所に育ったからでもあるんじゃない？

なるほどそうかもしれない。地方のほうが、職業の選択肢はどうしても少ないよね。

いつも思うんだけど、地域による違いとか、そういう話になると、ニキさんのほうが私より経験値が高くていろいろものを知っているよね。

凡人を目指して努力する

ところでこの章の中で私がとりわけ「そうだそうだ」と思ったのはここなんだ。

私は就職したことがないので、今でも会社には入ったことがないのだが、少なくとも、会社がなまはげじゃないことくらいは想像がついちゃうぞ。

なぜなら、縁もゆかりもないどこかの学生をおどかしたって、もうからないだろうから。

会社は、仕事をしてお金をもうけるところだ。なら、もうからないことはやらないだろう。

採算を度外視していやがらせに走る社長も、たまにはいるだろうが、けっこうレアだろう。

そう考えると、あまりにも相手がもうからなそうな災難の想像も、ふるい落とされる。

会社が、脱なまはげ化したんである。

起こりうる災難の選択肢に、「物理的な制限」「頻度や確率の制限」のほかに、「コストという制限」までかかったわけだ。

小さいころから成績が良くて、いい学校に進んで就職した自閉圏の人でもね、この「会社はお金をもうけるところ」というのを知らなくて不適応を起こすことがあるんだよね。学校では教えないのよね、これ。っていうか逆に「お金は大事じゃありません」みたいな言い方をしたりする。

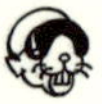

私も最初にバイトしたとき、お金もらって、うれしくなって、うれしい自分はダメなやつだと思って、次の日から無断でバイト辞めました。

お金もらってうれしがるのは全然いけないことじゃないよね。

無断で辞めるほうが悪いよね。

ほんとに。でもニキさんは「コストという視点」にたどりついてよかったね。そこにたどりつくのは大変だった？

コストの視点は、生物学のやさしい本と、経済学のやさしい本をちょっと読めばどうってことなかったです。

なんで生物学とか経済学なの？

基本は学校の理科や社会だけど。生物学も経済学も、自分では体験できないような膨大なデータをまとめて数式にして見せてくれるでしょう。

なんだかよくわからないが、ニキさんは読書が得意なのを手がかりに、世の中の謎を解いているんだね。でも言っちゃ悪いけど、すごく膨大な読書量をもって、すごく平凡な結論にたどりついてないか？　定型発達の人が最初から気づいてそうなことを知るのに、手間ひまがかかるんだね。

そうなの。「凡人」を目指して努力しているの。「普通」を目指してるのとはまた違うの。

いいねえ、その「凡人を目指して努力」って、とてもわかりやすい。そういう言葉遣いが出てくるところがニキさんの非凡なところなんだけどね、実は。

でもとにかく、「普通の人が普通にわかることをわかるのに苦労がいる」って、そこが不便なところだよね。

苦労があるから障害なの。

そうね。それはわかってもらわなくちゃね。それにみんながニキさんみたいに読書上手じゃないから、やっぱり自閉っ子には、人生の早いうちから世の中の建前じゃなく本音を教えてほしいな。本当のこと教えたって、この世の中はそんなひどい場所じゃないんだから。

舞台裏に回ってみよう

過剰な想像、マチガッテル想像については、知識を得ると共にフィルターが育ち、ばんばん間引かれるようになったワタクシ。

もちろん、消去ボタンにモンダイはあるから、実際の消去作業は遅いけど、捨てる対象がピックアップされるだけでも、されないよりマシ。

では、必要な想像の不足はどうなったかって？

こちらも、年齢と共に楽になりましたよ。

別に、想像力がついたわけじゃない。でも楽になった。想像力の必要な場面が、どんどん少なくなってきたのだ。

想像力にモンダイのない健常者のみなさんだって、大人になればなるほど、イチから想像しなくていいことが増えてるはず。

なぜなら、経験が増えるから。

経験して、もう知ってることなら、わざわざ想像する必要はない。

経験は、想像のショートカット。はめこみ式の、既成パーツ。

想像せずにすますもう一つの方法は、人にきいてしまうこと。

相手のあることなら、相手に直接たずねるのもいい。

そうじゃないことでも、だれかに相談したっていい。

想像力にモンダイがあって一番困るのは、すかたんな想像図を信じて行動して、人に迷惑をかけることだろう。

なら、要は、人に迷惑がかからなければ、いいのだ。大事なのは結果。とちゅうを自力でやったかどうかは、二の次ではないか。

「自力でがんばったが人に迷惑をかけた」より「人に教わって安全に」の方がいい。

しかし、「人にきいて安全に」と思ったら、どの部分で人にきくべきか、見きわめるセンスがいる。

自分はどこでまちがえやすいか、どこが弱いか、知っておかないと。

反対に言えば、自分がまちがえやすい分野では、あえて自力では想像しない、あるいは、自分の想像を信用しないのも、モンダイな想像力と共存する大切なこつだと思うのだ。

というわけで、まずは、経験で補おうという話。

私は逆行想像力が弱い。それに、「見えないものは、ない」になりやすい。

だから、ほかの人のやっていることの「舞台裏」はわかりにくい。

でも、想像できないなら、舞台裏を見てしまえばいいのだ。

直接体験でもいいし、疑似体験でもいい。裏から入れば、順行想像力ですむ。

順行想像力

A
↓
B

こうだから　こうなる

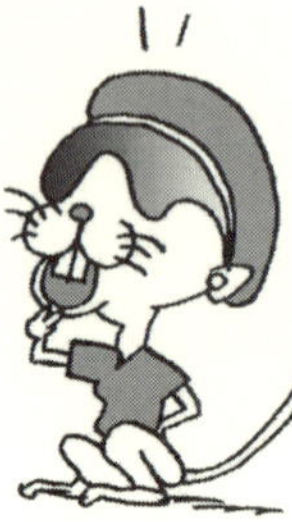

逆行想像力

A
↑
B

こうなるのは、どうして？

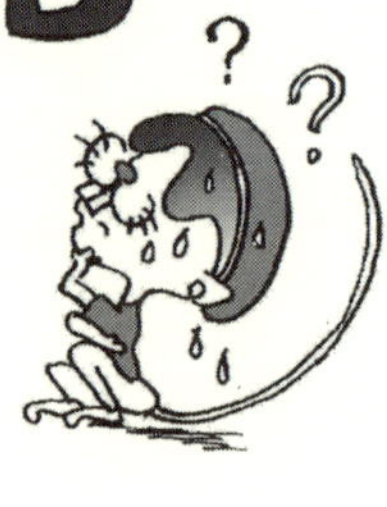

その昔、私は、知人がフリーマーケットに出店するのを手伝ったことがある。まだまだ自信過剰で面の皮も厚かった、若いころの話だ。あのころはまだ、何度失敗してもパターンが見えてこなかったから、「また失敗するかも」という予測ができなかった。だから不安にもならなかった。

実際にはしょっちゅう失敗していたんだけど、そのたびにいちいち新鮮にあわてふためき、いちいち新鮮に驚いていた。そして、突然倒れていた。しょっちゅう寝込んでいた。

今は知恵がついたから、店番なんて絶対やりたくないよ。でも、あのころやっといてよかった。いろいろ事情がわかったから。本当なら、もっとコントロールされた状況で、たとえば質問できる指導者がいて、疲れたらすぐに休めるような条件下で経験できたらよかったのだろうけど、それでも、やらないよりは、やっといてよかった。

「店番の人は、どんなときに困るか」を体験できたからね。

フリーマーケットなんてたまにしか行かないだろうけど、「店番の人」はいろんなお店にいる。

お客になったとき、何をしたら売り手が困るかがわかる。迷惑がられたときも、理由が納得しやすくて、疑問が残らない。反省して、謝って、おわり。

たとえば。

店番をしていて、釣り銭が減ってくると、足りなくならないかと心細くなったものだ。

え？「お釣りが必要ないように、千円札を用意していくといいとわかったんだろう」って？　ま、それもあるけど、それだけじゃない。

とうとうお釣りが足りなくなったとき、「店番の人は、さぞかし落ちつかない気分でいるだろう」とわかる。

だから、そんなときに質問したいことがあっても、頭を使うようなややこしい質問なら、「あとにしようかな」と考えることができる。まちがった答えが返ってくるかもしれないし、とんがった声で返事をされるかもしれないから。

よほど大事なことで、無理をおして質問しようと決めたとしても、いつも以上に声をおだやかに、はっきりと、と心がけるなど、工夫ができる。

そして、余裕のない声が返ってきても、「ああ、あわてているときに声をかけたんだものな、無理もないよな」と想像がつく。必要以上に怖くなったり、悲しくなったり、腹が立ったりしない。

これがいちばん、ありがたみが大きい部分だと思う。「こうすれば、こうなるだろう」という順行より、「こうなっているのは、こうだからかも？」という逆行の方がむつかしいから。

店番をしていて不安になったのは、釣り銭だけではなかった。出店している当人が出かけてしまい、ひとりで留守番をしていると、やはり心細くなった。「値切られたときにどうしよう？」と心配だったのだ。

私が出した品物なら、私さえ納得すれば値下げもできる。でも、人の品物となると、出した本人がどう言うかわからない。「あの子だったら、いくらまでなら怒らないかな？」と想像するのはむつかしかった。

よく知らない人ほどむつかしく、親しい人ほどやさしかった。

また、朝のうちほどむつかしく、夕方ほどやさしかった。夕方なら、朝からずっと、その子が値引きに応じている姿を見ていて、相場がわかってくるから。

そんな経験があると、値切りにかぎらず、判断を伴うような交渉ごとは、権限のある人を相手にする方が、話が早く進みそうだという想像はつく。

頼まれてるだけの人、雇われてるだけの人に判断を迫っても、「相談してきます〜」と言って待たされるとか、上の人が代わりに出てくるとか、よぶんの手間がかかりそうだ。

それでも、客がしょっちゅう値切ってくるような店だと、下っぱの店員さんであっても、前回、前々回、前々々回、前々々々回（以下略）の店長や先輩の判断が記憶にあって、答えが出せるかもしれない。値切りのもっと多い店だと、マニュアルが用意してあるかもしれない。

それに対して、値切る客なんてめったに来ないような店の、新米の店員さんは、「店長だったらどう言うかしら」と判断する材料を持ってない。経験という参考資料がなければ、自閉さんじゃなくたって想像力の障害に陥ることはあるのだ。

まあ、私は値引き交渉のスリルとサスペンスがきらいだからふつうはやらないだろうけど、不良品についての苦情とか、よく調べないとわからないような質問とかのときに応用できそうだ。

店員さんによって態度がちがっても、必要以上に驚かなくてすむ。そりゃ、最初のショックは生理的なものだから避けられないが、予測することでショックをやわらげる細工ができるし、ショックを受けてしまってからも立ち直る材料がある。

あるいは、「少しでも意外性をへらしたかったら、最初からそういう店を選ぶと楽かな？」という想像もつく。

個人商店よりも、大手のチェーン店などの方が従業員を大量に採用するだろうから、まとめて研修してそうだとか、マニュアルが細かいところまで決まっているんじゃないかとか、そんな想像をはたらかせてみることもできる。

というわけで、「前にやった経験のあること」については、記憶を代入して想像の実作業量を減らせる。

逆行想像力を、順行想像力で代用するようなものだ。

しかも、それは、定型発達の人たちだって、ふつうにやっていることらしい。

このように、直接経験は役にたつが、なんでも直接経験していたら、ちょっと大変である。

自分でやらなくても、人の体験談を聞くだけでそれなりに参考になる。

たとえば。

人を集めて催し物をするような人は、フライヤー（ちらし）を作って、方々のお店に置かせてもらったり、ミニコミの発送のときに同封させてもらったりしている。だから、植物や鳥を観察する人たちも、アマチュアで音楽や演劇をやる人たちも、ダンスパーティーを開く人たちも、自然保護なんかの「運動」をする人たちも、輪転機やリソグラフやコピー機のお世話になっている。

今はインターネットもあるけれど、ネットのなかった時代は、印刷物の果たす役割は今より大きかったかもしれない。

当たり前のことだが、ちらしを作るには、まず、紙を買わなくてはならない。

コピーで作るならコピー代もかかる。

郵便で送るには、切手代がかかる。

また、今も昔も、川柳を作る人たち、現代詩を書く人たち、アニメや漫画のパロディー漫画を描く人たち、シリーズ小説の舞台を旅して、作中に登場する酒場や宿屋を紹介してくれる人たちなどなど、いろんな人たちが、自分たちの想像力と創造力と調査能力の成果を印刷し、製本し、発送したり直売したりしている。そう、いわゆる

「同人誌」というやつだな。

これまた、印刷屋さんに、お金を払わなくてはならない。

想像力にモンダイのある私が、仕事につく前の╫「暗黒の時代」╫「準備の時代」に、横目で覗いておけてヨカッタ！　と思っているのが、これだった。

あのころ、「フライヤーを刷って配る人」や「同人誌を作って売る人」がまわりにいたおかげで、「印刷代のためにバイトしなきゃ」なんて言ってるのを、ほかの話のついでに聞くことができた。

あるいは、私は内職みたいな単純作業がわりと得意なので、「大量のフライヤーをえんえんと折って、封筒に詰めて、切手を貼る」なんてお手伝いもよくしていた。だから、「すごい切手代だなあ」

ということは、見ればわかった。

だから、「なにかするには、紙代も印刷代も送料もかかるんだ」というのが、なんとなく当然のこととして体にしみ込んでいた。


今、インターネットで自分のウェブサイトを作るなら、無料のレンタルスペースだってあるから、コンテンツさえ作ればほとんど無料で発表することもできる。

本当は、レンタル会社が広告集めを代行してくれているのだからまったく無料というわけではないのだが、自分ではお金を払わなくていいので、なんとなく関係が見えにくい。

それに対して、紙媒体のメディアコストは、具体的だからわかりやすかった。金額も大きい。

だから、出版関係の仕事をするようになってからも、「経費を出してもらう」↓「もうけてもらわなきゃ」という関係が、理解しやすかった。

考えることが、シンプルになった。

条件の折り合わないことがあっても、「折り合わないのは条件だな」と思える。残念だけど、残念なだけ。怖くはない。腹もたたない。絶望もしない。

これ、一から手作りで想像してたら、きっと大変だったと思う。

それが、フライヤーや同人誌にかかるお金の話を、友だちとの雑談の中で聞けたおかげで、ずいぶんゲタをはくことができた。

それに、雑談として聞くときの方が、自分の利害がからんでいない分、冷静に聞きやすかったかもしれないね。

自分でやった経験がなくても、人の話を聞くだけで、けっこう想像の手間を省くことはできる。

仕事をするようになってからも、こんなことがあった。

『俺ルール！』を出してから、私は、各地で講演を頼まれることが多くなった。

ところが、『自閉っ子、こういう風にできてます！』の中で、藤家さんも私も何度も強調しているとおり、ひとくちに自閉症といっても、実にバリエーションが多い。

基本のタイプもさまざまなら、重複する障害の種類もさまざま。得意な情報処理スタイルもさまざま。性格もさまざまである。

だから、本当は、なるべくたくさんの人が少しずつ招かれた方がいいんだろうなと思っている。

それで、最初のうち、ほかの当事者さんに比べて私ばかりが講演の件数が多いような気がして、これじゃイカン！　と思って落ちこんでいた時期があった。

私と似てないタイプの子どもたちや大人たちに申しわけない気がしてたのだ。聞きにきてくれた方や、そのお子さん、生徒さん、患者さん、利用者さんの中には、私とは重複障害のちがう人、認知機能の得意分野がちがう人、体質のちがう人がおおぜいいるだろうから。

ところが。

私の知人には、県や市町村の「なんとか会館」とか「かんとかセンター」で働いている人たちがいる。

役場で働いている人もいる。

そして、忘年会で刺し身なんかつつきながら「このごろどんな仕事してんの〜」なんてきいていると、外部から講師をまねいて教養講座をひらいたり、職員の研修会を行なったりしているという。

ちょうど、私が講演によばれるときの、主催者と似たような立場のようだ。

イカ焼きをつつきながら話を聞いていると、「企画が実現するまで」がわかってくる。

「この人をよぼう」と思っても、ひとりで決めるわけにはいかない。案をまとめ、会議でプレゼンをしたりして、上司に認めてもらわなくてはならない。

末端で講座を企画する人は、そのテーマについては、くわしく調べている。それが担当なんだから。

ところが、上司は、担当者ほどくわしくないらしい。

つまり、末端で企画をしている人の方が内容についてはよく知っていて、「しろうと」である上司を説得しなくてはならないらしい。


言われてみれば、なるほどなと思う。

ちょっと考えれば、私にもわかる。

上司には、ほかにもおおぜい部下がいる。おおぜいいる部下が、それぞれにいろんな作業を進めている。上司は、その全部にくわしくなっているわけにはいかない。そもそもひとりでできない量だからこそ、おおぜいで分担することになったのだ。


これ、子どものときの私だったら、「上司はエラいんだから、なんでも部下よりよく知ってるはずだ！」と思いかねなかったぞ。

そんなわけで、末端の担当者は、しろうとである上司に、自分のまねきたい講師を売りこまなくてはならないわけだが、ここで、「著書を見せる」とお手軽なんだそうだ。

つまり、参考資料として著書を添えることができれば、企画書はわりと簡単にしか書かなくていい。詳しい資料も作らなくていい。

また、「この講師は、よそでもよく講演をしている」と言うと、安心材料になるのだそうだ。

ほほー。これを聞いて、ちょっと順行想像力をはたらかせてみましたよ。

講演が初めてじゃない講師は、勝手がわかっているから、打ち合わせが早くすみそうだ。「講演会にありがちなプチ落とし穴」なんかもよく知っていて、あらかじめ回避行動をとってくれるだろう。

謝礼をもらうのを忘れて、うっかり無断で帰ってしまう確率も低いだろう。汽車にも乗りなれている人が多いだろうから、あらぬ方角からSOSの電話がかかってくる可能性も低そうな気がする。

なにも「日本の役所は横並びがお好き」なんて、文化的な深読みをする必要はない。単に、経験者は手間がかからないので、ぎりぎりの人数で運営している団体にも「手が届く」のだ！

新人を発掘して使おうと思ったら、不測の事態に備えるのに人手がかかってしまう。

意欲だけでなく、余裕もある団体にしかできないのだ。

いくら私でも、はは－んと納得がいった。

そういえば、講演の依頼がふえた時期を思い返してみると、どんぴしゃり、著書が出たあとだったぞ。

なーんだ！

納得すると、一気に怖くなくなった。

もちろん、私のような人ばかりが自閉症だとかんちがいされないよう、誤解をまねきにくい説明を工夫する責任はなくならない。でも、「なぜ私にたくさん依頼がくるのだろう？」というのが、謎じゃなくなった。神秘じゃなくなった。

著書があると、プレゼンが簡単。

よそでも講演している人は、打ち合わせや送迎に人手がかからない（ような気がする）。

それくらいのこと、少し考えればわかりそうなものだと思われるかもしれないが、ふつうに考えてふつうにわかったら障害とはいわない。

でも、逆行想像力は弱くても、企画する人の話をきくことで、舞台裏に連れていってもらえば、残りは順行想像力で補えるのだ。だから、逆行想像力の弱い人ほど、いろんな材料は仕入れておいた方が得だと思う。


ただ、ひとつ、問題がある。

私は社交性がいまいちなので、友だちが少ない。

人数のことだけでなく、社交が心身に与える負担が大きいので、雑談の総量もかぎられてしまう。

想像力の不足分を情報で補うべきなのに、情報不足になりやすいのだ。

そこで、本などの疑似体験で「舞台裏情報」を補う必要がでてくる。

本当は、本の情報もインターネットの情報も玉石混淆だから、たまたま最初に接したものを真に受けてしまうわけにはいかないという注意点はあるのだけれどね。

内容の正確さよりも、態度・姿勢・書き手の立場のばらつきの方が心配だ。

たとえば、「こんなひどい目にあっちゃったよー!」「俺も俺も〜」みたいな企画本は、すでにヨノナカの相場をちょっとは知っている人が読んで、「ひえー、うちなんかまだマシだな。よし、気をとり直して明日からまたがんばろう」と思えるように作ってあったりする。つまり、レアなケースを集めてあるかもしれないのだ。なのに、それをサンプルかと思って読んじゃうと、自分でなまはげをこしらえてしまう。

私は好奇心があったし、活字中毒だから、趣味として内幕話のようなものを読むことができた。

そのときは別にヨノナカ勉強に読もうと思ったわけでもないのに、あとになって思い返したら、意外なところで役にたっていたことがある。

たとえば。

別に大家さんになる予定もないし、土地も持っていないのに、土地活用の本とか、「アパート経営を勧められたら読む本」みたいなものを読んでみたことがある。

なんでそんなものを読む気になったのかは、よくわからない。
もしかしたら、読むものがなくて困っていたときに、その辺にあったからかも。

でも、読んでみたら、賃貸住宅を借りたいときの「審査」が怖くなくなった。
緊張はするけど、現実的な緊張の範囲に収まった。
つまり、大家さんが、なまはげから、ニンゲンの大家さんに降格された。
不動産屋さんも、なまはげから、ニンゲンの不動産屋さんに降格された。

「大家さんになるかどうかを迷っている地主さん」向けの本を読むと、いろいろ、すごいことがわかった。

だいたい、四つかな。

一つめ。

「まだ大家さんになったことのない地主さんは、不動産経営のことをほとんど知らない」ということ。

だって、ものっすごく初歩的なことから順番に書いてあるから。

親も大家さんだったりして、予備知識のある人もいるだろうけど、予備知識のある人はこんな本を読まない。

つまり、定型発達だからといって、生まれたときから何でも知ってるわけじゃないのです。

今は大家さんになっている人だって、「アパートを建てる」とか「マンションを貸す」とかいった選択肢が出てきたときに、一から調べて勉強したのだ。

ということはですね、私だって、今は着物に興味がないけど、いつか急に着物に凝りだしたら、そのとき一から調べればよさそうだ。ダイビングだって青色申告だって老人介護だってアイガモの飼育だって乳がんだって、必要や興味が生じてから調べても間に合うかもしれないじゃないか。

二つめ。

「大家さん候補の地主さんも、初心者大家さんも、いろいろ怖がってるんだな、不安なんだな」ということ。

なぜなら、「怖くありません」「心配はいりません」と書いているから。

「怖くありません」と書いてあるからといって本当に怖くないかどうかはわからないが、「怖くありません」と書いてあれば、怖がっている人を想定して書いてある本だということはわかる。

店子の立場しか経験がなければ、大家さんといえばそれだけで強い人みたいに思ってしまうが、大家さんも苦労しているし、ほかの大家さんの苦労話を噂に聞いて不安になったりもしているようだ。

大家さんが怖い態度に出るときは、もしかしたら、怖いから防衛してるのかもしれない（単に、荒っぽい物腰が「地」である可能性もあるけれど）。

三つめ。

「大家さんの喜ぶこと・いやがることのかなりの部分には、経済的な根拠があるらしい」ということ。

土地を持ったことのない人からみたら、「そもそも土地を持っていた」という段階でじゅうぶんお金持ちだと思えるかもしれない。だけど、借金をして建物を建て、家賃で返済していると知ると、空室率が心配になる気持ちもわかる。

それに、たとえば、動物禁止と決めている大家さんが、かならずしも、動物ぎらいな人とはかぎらないともわかってくる。迷惑度と、好き嫌いとは、かならずしも一致しないのだ。もちろん、迷惑な行為をしたら、結果的に嫌われることはあるだろうけど。

そして、大家さんには単に迷惑がられなければいいんであって、愛される必要はないこともわかる。私は住む部屋が必要なのであって、ナンパに行くわけじゃない。引っ越す先々で毎回、人気者になる必要はないのだ。

四つめ。

「大家さん候補者が怖がっているのは、私程度の平凡な店子ではないらしい」ということ。

私のように、人の顔が覚えられなくて挨拶が一テンポ出遅れるとか、外国からの小包が多いとか、夜中に起きていて電気を点けて原稿を書いてるとか、たまにシャツの前後がまちがっているとか（だいたい、それ、迷惑じゃない）、そんなのとは段ちがいに「迷惑な人」がどうやらいるらしい。

とんでもないクレームつける人とか、部屋代を滞納しても開き直る人とか。世の中、広ーいのだ！

ということは、怖がられたくなければ、「もっと大変な人と見まちがえられないように」という方針で気をつけるのがいいのかも。

この種の本は、べつにヨノナカ勉強のために手にとったわけではないのだが、偶然とはいえ役にたったのは、これが、「大家さんになりませんかと言われたが、知識がないため決めかねている地主さん向けの本」だったからだろう。

初心者を想定して書いてあるから、大家さんとはどんなものか、どんなことにお金がかかって、どんなふうにお金が入ってくるのか、一から解説してあったのだ。

基礎知識よりも先に、大家さんどうしの打ち明け話や愚痴話なんかを読んでしまったら、偏った印象に影響されてしまってたかもしれない。

歪んだイメージを修正するのが大変だからこそ、順番はけっこう大事なのかもしれないなと思ったのでありますよ。

世の中は分業

花風社 まず、なんでもかんでも自力でやる必要はないっていうのに気づいてよかったね。

ニキ ほら学校では、自力でやることが奨励されるじゃないですか。カンニングだってしちゃいけないし。そこで刷り込まれた「学校限定ルール」が自閉の認知特性のためになかなか解けないから、全部自力でやらなくちゃって思いがちだったんですよ。

学校はあくまで「練習期間」だからね。でも現実には世の中って分業だし、全部自力でやろうとして人に迷惑をかけるよりは人にアドバイスや支援を仰いだほうがいいことが多いでしょう。だってみんな分業しているから、これだけたくさんの職種が成り立っているんだもの。

定型発達の人も、社会的に成功している人も、みんな自力だけではやっていないんだものね。人に頼ってもずるくないんだものね。

そのとおり。

他人のお金を巻き込む

それと、ニキさんと最初からビジネスがやりやすかったのは、ニキさんが「印刷代」や「紙代」がかかるという経験、つまり「本ができるのにはお金がかかる」ということをわかる経験をしてきたからなんだね。

そうかも。

出版業界にいる人の間では「営利目的で本を出している」というのが当たり前なわけだけど、初めて本を出したい人なんかにはそれがわかりにくいみたいだね。たとえば「本が書きたい」というメールなんかがきたりしても、送ってきたのはブログのＵＲＬだけで原稿はなし。こういうパターンはとても多いんだ。

たしかにブログと本は両方文字で構成されているけど、本を出すって他人の（花風社で出すといえば花風社の）お金を巻き込むことでしょう？　そこが全然違うんだけど。説明を要するみたい、こういう当たり前のことが。

無料とお金がかかるってすごく違う。でも今みたいにブログなど、無料で（あるいは安く）発信できる機会がある時代だと、それがわかりにくい面もあるかも。

そうなのか。

たとえばちょっとエッチっぽい同人誌やっていたり、いわゆるオタクっぽい趣味の仲間と活動していたりすると、親御さんとしては心配だと思う。でもそういう活動を通して学ぶものは多いんですよ。ああ、何をやるにもお金がかかるんだなって思ったり、何を準備しておかなければいけないのかとかわかったり。社会に出る前にそういう活動をしてやっと、何かことを起こすのには元手がかかることとがわかったりする。

フリーマーケットの経験。ボランティアでチラシの発送を手伝ったこと。大家さん向けの本を読んだこと。すべて「逆行想像力」が弱い特性を持つニキさんが社会人としてやっていくために役にたった経験だったんだね。でも世の中に出る前にそれを全部経験するって大変じゃない？　仕事をしていない期間は経済的に周りの人が補わなければいけないし。だからね、逆行想像力が弱いことを前提にした教育を家庭なり学校なりで早めにやってしまったらどうかと思うんだけど。この章のツボはここだと思った。

それくらいのこと、少し考えればわかりそうなものだと思われるかもしれないが、ふつうに考えてふつうにわかったら障害とはいわない。

ある講演でニキさんが「不便なんだから障害なんです」って言っていたのを聞いたよ。そのとき、ニキさん腹をくくっているなあと思ったよ。

どこまでが他人の権利で、どこからか自分の権利か

講演といえば、誰を講演に呼ぶかっていうのは主催者の裁量であって、呼ばれるほうに「他の人のほうがいいのでは？」って提言する権利はないのよね、ふつう。それこそ、主催するためのお金を出すのは主催者だし。

そうなのよね。私としては、いろいろなタイプの人の言うことを聞いてほしいという気持ちもどっかにあって……。

定型発達者の脳の構造からして、人の話を一〇〇パーセントうのみにはしないので「自閉＝ニキさん」とがちがちには受け止めないとは思うよ。ニキさんは自分が「凡人を目指すための努力」を積んでいるし、そのために「定型発達研究」をしているし、自閉とそうじゃない人の違いを表す言葉づかいがわかりやすいし、やはりいいスピーカーだと思うの。「凡人になる努力」を「非凡な才能」で語っているというか。でもそんなニキさんの話を聞いて、定型発達の人は「ニキさんてわかりやすい。参考になるなあ」

と思いながらも、ある程度割り引きながら聞いていると思う。自分の周りの自閉っ子を思い浮かべながら、似ているところとそうじゃないところを分けて考えていると思う。

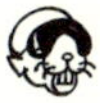
私たちはそういうのが苦手だから。私＝自閉と思われないかと心配したんですよ。

そうだね。脳みそがりちぎだからね。これから社会に出る（あるいは社会で苦労している）自閉っ子の皆さんには、定型発達者は自分たちほどりちぎではないと知っていてほしいな。なんでりちぎじゃないかっていうと、それにはいい面もあって、変化する状況に臨機応変に対応するため。決していいかげんでだらしないだけではない。

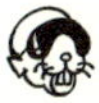
世の中分業だから。定型発達者も使いようだからね。

……。

自分も使う強調表現

舞台裏に回ったらわかりやすくなったのは、なにも、ヨノナカ関係だけではない。

もっと日常的な、ほかの人のことばづかいなんかも、自分のことばづかいを参考にしてわかってきたことがある。

「ほかの人のことばづかいがわかったから、自分も使えるようになる」のではない。

こと言語に関するかぎり、「自分が使うから、人に言われたときもわかるようになる」のが、自閉流の学習順序なんだから。

私の場合、その最たるものが「強調表現としての、心にもない暴言」であった。

私も、感情が激すると、心にもない暴言を吐くことがある。

そこで、あらためて自分の暴言を分析してみたら、これは強調表現だと気づいたのだ！

それに気づいて以来、ほかの人の暴言を聞くと、「あっ、ここにも強調表現があった」と気がつくようになった。

おかげで、相手が勢いで「心にもないこと」を口走っているときに、正確に真に受けないですむようになった。強烈に不愉快なのは変わらないけど、底知れぬ謎ではなくなった。

たとえば。

『自閉っ子におけるモンダイな想像力』の「モンダイな想像力と心配ごと」という章で、「『いつも』とか『ばっかり』とか『みんな』とか『一度も』とか『ちっとも』とか『全部』とか、そういうのが出てくると、たいてい、ろくなことがない」とえらそうに書いた私だが、自分では、「いつも」も「ばっかり」も「みんな」も「一度も」も「ちっとも」も「全部」も、けっこう使う。

私の仕事はほぼ一〇〇%がひとりでする作業で、共同作業なんてものはまず出てこない。

いや、全体を見れば共同作業の一部分ではあるけど、私が家で作業を始めてしまったら、その中には共同作業は出てこない。

それなのに、パソコンにむかって、「あーもうー、ドイツもコイツも寄ってたかってじゃまばっかりしやがってよー!」とか「ちっとも使えねーなてめーら！」なんてひとりごとを言ったりしている。

そして、横で豆菓子をかじっている夫に、「だれが、寄ってたかるん？」と言われてしまう。

「だれもおらん！」と答えるしかない。

「おらん人が、どないしてじゃますんねん」

「これは強調表現だよっ。自分の工程があまりに効率悪くて、おおぜいに寄ってたかってじゃまされてたらかくもあろうというフラストレーションを感じるという意味だよっ」と答えてから、さらなるツッコミが来ないうちに、あわててつけ加える。

「そりゃ、ほんとにおおぜいに寄ってたかってじゃまされたらこの程度のフラストレーションではすまんわけだが、強調表現だからそれくらいわかっとるの！」

夫は、最後まで聞いてない。

だれもいない空間に（もしくは無生物に）わめいている間はいいが、気の毒な夫にぶつけてしまうこともある。申しわけなし。

そして、「それ、本気で言ってる？」ときかれる。

「ちがうよ。強調表現だよ」と答える。「フラストレーションがちょうどそれと同じくらいという比喩表現でもあるよ」とつけ加える。

まあ、そんなことをくり返しているうちに、だんだん知恵もついてくる。

「またそうやっていじわる**ばっかり**言うー！……かのように感じられるくらい私は視野狭窄に陥っている！」

「**全部**気に入らん！……と言いたくなってくる程度に不きげんである！」

「もう**何もかも**どうでもいいよ……と思えるほど疲れている！……

かも」

「なんでそんなに**次から次へと**用事**ばっかり**作ってくれるのよ……と言いたくなるのは、不満なことには選択的に注意が向きやすいことから体感比率にバイアスが生じるせいだよ！」

——長いって。

さすがに、最後のやつなんかは長すぎて、言い終わらないうちにわからなくなってしまう。

でも、こちらの方が「過不足のない描写ができたぞ！　というおさまり感」はある。

で、日ごろ、自分の発言でこうやって訓練しているうちに、よそで人にそっくり同じせりふを言われたときに、「もしかして、おんなじ？」「これも、強調表現？」と思えるようになってきたのだ。

ただ、自分で言う場合とちがって、後づけだから、修正は出遅れるしかないのだけれども。

つまり、いったんは、ことばどおりに「いじわる**ばっかり**言う私」「私がどれほどがんばろうとも**全部**気に入らないこの人」「**次から次へと**用事**ばっかり**作る私」という画像が、必要以上の解像度で表示されてしまう。

だから、グロ画像のダメージはもう受けてしまっているわけだが、少なくとも、謎画像ではなくなってくれる。

「グロ画像で、かつ、謎画像」よりは、「謎じゃない、単なるグロ画像」の方が、長期的なダメージは少ない。

なぜなら、謎画像は、何度も思い出しやすいからである。

ふしぎで不可解なイメージは、脳が納得を求めて、何度も再生してしまう。歌詞が一か所だけ思い出せない流行歌は、気になりだすといつまでも気になるようなものだ。

それが、謎が解けると、ダメージが一回ですむ。

強調表現を字義どおりにイメージしてしまうと、非常に比率の歪んだ、バロックな内容ができ上がってしまう。

異様で、ふしぎだと、優先的に記憶される。じょうずだけれど特徴のない絵はたくさん見ても忘れてしまうが、個性的な絵は記憶に残るようなものだ。つるんとした美男美女のアイドル歌手より、変わった顔立ちのお笑いタレントや性格俳優の方が、早く覚えられるのと同じだ。

当たり前の、自然なことなのだが、それが何年も何十年も積み重なると、人がうっかり口走った「心にもない暴言」ほど、よく覚えていることになってしまう。

不愉快だから記憶に残るのではなく、不自然だから記憶に残るだけなのに、思い出すのは暴言に偏ってるなんて、損ではないか。

私も、四〇ウン年も自閉人生やってる以上、とーぜん、これまで消去が追いつかなかった音声ファイルや画像ファイルも山ほど蓄積している。

しかし、今の私は、自分のファイル保存基準には偏りがあると知っている。処理、理解に時間がかかったデータ、異様で不可解だったデータほど、優先的に残されたであろうことを知っている。

ということは、自分の記憶に、人に言われた暴言の記録が多いからといって、実際に言われてきたことばにも暴言が多かったとはかぎらないわけですよ。

確認するすべのないことではあるけれど、私は、自分で覚えているほどの比率で、ひどいことばかりを言われてきたはずはないと考えるようになった。

記憶そのものは変わらないけど、その解釈は変わった。

印象の引きずりかたに、偏りがあると気がついたから。

ところで、異様でふしぎな画像とは、悪意や嫌悪やフラストレーションの表現ばかりとはかぎらない。

異様で笑える画像だってあるはずである。

どっちみち異様なものは印象に残りやすいのであれば、異様で笑える画像に加工すれば、ダメージを受けなくてすむかもしれないではないか。

ひとりで仕事をしているくせに、だれもいない机にむかって「ドイツもコイツも寄ってたかってじゃまばっかり」なんて言うのも、ちょっとはその効果を狙っていたりする。

液体のりとか、穴あけ器とか、テープカッターなんかが、競争でパソコンのキーボードに乗っかったり、モニタの前で通せんぼをしたりしている動画を、わざと想像したりして遊ぶ。

一方、同じ強調表現でも、「わざと大げさすぎる強調」というのもある。

元は活字から覚えたものだが、あまりに大げさすぎる表現だと、まさか本気のはずがないとわかりやすいため、かえって安心なのだ。

今はランキングから転落してしまったけれど、一七、八年前、気に入った品物があると、「一〇〇個買うー！」と言うのが、自分内流行語だった。これが「一〇個」や「五個」では、お店の人に聞こえたらいらない期待をさせてしまうかもしれない。でも、「一〇〇個」なら大丈夫そうではないかと思ったのだ。

「あの子、許せん！　今度の飲み会に誘ってやらない！」というのを一人だけ本気にして、真顔で「かわいそうだよ」と言って場を盛り下げてしまう私でも、「あの子絶対、四つ裂きにして殺す！」とか「百たたきの刑じゃ！」とかなら、強調表現だとわかるから、どきどきしなくてすむのだ。

理由がささいなことである割に、「殺してやる」とか「死ねばいいのに」とかだと、「あ、『一〇〇個買う！』と同じだな」と気づくことができる。

一〇年くらい前、こんなことがあった。

私はいろんな椅子が好きで、あれもこれもほしくなってしまうくらいだが、有名デザイナーの設計した名のある椅子ってのは、だいたい高い。それに、椅子以上に、置き場所も高い。だから結局、二、三年に一度くらい、高級家具店を遠慮がちにひやかすだけでがまんしている。

あるとき、やはり椅子の好きな知人と、高級家具店で、買う決心のつかない椅子をいくつも堪能した。

「いつか絶対一山当てて、一旗上げて、買い占めに来ようね！」などと言いながら、長居のお詫びと、一旗への決意を忘れないための記念品とを兼ねて、私は栓抜きを、知人はコップ敷きを買って帰ることにした。

知人がコップ敷きの精算をしていると、店の奥では、若いカップルが、私たちがさんざんあっためた椅子を、本当に買っていた。

歩道に出て、背後で自動ドアが閉まると、知人が言った。「あんなのすぐにぽんぽん買えちゃうような人たちなんて、全員、死んじゃえばいいいんだー」

私は一瞬ぎくっとしたけど、すぐに思い直した。これは、ただの強調表現にちがいない。

おかげで、一秒遅れくらいで、まあまあふつうの口調で返事ができた（と思う）。「えー、今すぐ買える人たちが全員死んじゃったら、お店もすぐにつぶれちゃうよぉ」

「それもそだねー。私たちが一山当てて、お金にぎりしめて戻ってきたら、更地！　とか？」

「うわー、イヤすぎー」

「イヤすぎよねー」

怪しまれなかったらしい。盛り下げもしなかったぞ

ミッション完了。

これくらいのこと、定型発達の人たちは、いちいち考えずにこなしているんだろうか。

私だって、活字で読めば、いちいち考えずにこなせているんだから、それほど想像不可能な境地というわけでもない。きっと、これと同じことが、リアルタイムの音声でもできちゃうって感じなのだろう。

でも、一秒遅れであれ、音声で聞いても気づけるようになったのは、本のまねをして、自分も「一〇〇個買う！」を使うようになったおかげだった。

元は活字で読んで覚えたものだが、読んだだけでは、いくら読んでも聞き分けられるようにはならなかっただろう。

まず、自分が言う。それから、人のを聞いてわかる。

いつも、この順番なのだ。

「一〇〇個買う！」が自分内流行語になる前は、活字で読んでさえ、まちがえていたんだから。

そのほんの二、三年前、大学生のころ、雑誌のコスメ特集に「女性が化粧もせずに素顔をさらして外を歩くなんて犯罪ですよ」と書いてあるのを読んで、「しかし、最初の化粧品はどうやって買いに行けばいいのだろう？」と考えこんだものだ。

「そうだ、たしか、天袋の衣裳ケースのどれかに目出し帽があったはず！」と思い出して、探したけれど、見つからなかった。見つからなくて、良かったのか悪かったのか。

見つからなかったおかげで、しばらくどこへも行けなくて、食糧が尽きて困ってしまった。でも、見つかっていたら、思いきり怪しい格好でコンビニに押し入ることになっていたかもしれない。

それが、「一〇〇個買う!」を言うようになったら、「死ねばいいのに」だろうと「犯罪ですよ」だろうと、「ああ、『一〇〇個買う!』ね」に降格されることになった。

なにも、想像力が育ったわけではない。

一から手作りで想像しなくていい部分が増えただけだ。自分の経験をカセットのようにはめ込めば、ちょっぴり手抜きができる。

でも、余力が残った分を、もっとわかりにくい「今度の飲み会に誘ってやらない!」をじっくり検討するのに回せるのだから、総合点ではお得になっているのである。

自閉っ子流ことばの学習法

花風社 あのね、またニキさんさらりと核心ついてるね。

ニキ そお？

そお。ここがすごい。

「ほかの人のことばづかいがわかったから、自分も使えるようになる」のではない。

こと言語に関するかぎり、「自分が使うから、人に言われたときもわかるようになる」のが、自閉流の学習順序なんだから。

これ読んだとき、目からウロコだったよ。「そうじゃあああああん！」って。

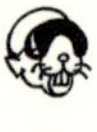

そお？　門眞一郎先生からの受け売りをアレンジしたの。

へー。これまでね、「自閉症スペクトラムの言葉の遅れがないのがアスペルガー障害」っていう説明を聞きながら、いまひとつ腑に落ちないことがあったの。だってニキさんやちゅん平さんやその他のアスペっ子の皆さんとおしゃべりしてるとね……。

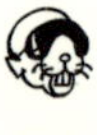

遅れてるよね、言語能力。

「遅れ」かどうかはわからない。音声言語の発生する時期が定型発達児並みもしくはそれより早かったのかもしれないし。でも、なんだか違うんだよね、言葉の使い方が。ほら私たちは、言葉って内容を表すために使うんだけど、なんかおしゃべりの途中、そういう言葉の使い方はしていないんじゃないかと思う瞬間があって……。お子さんなら、よけいそうかもしれない。だから、アスペの人の言語能力を過大評価しないほうがいいんじゃないかと思うことがあるんだけど。

そうそう、そうなの。音声言語が行き交っていても、実はわかっていないことってとても多いから。

うそっ⁉ も強調表現

私もわりと安易に強調表現、っていうか暴言使ってしまうほうなんだけどね、自閉っ子相手には気をつけたほうがいいなあと思いつつなかなか……。それと、私たちにとっては「強調表現」じゃないものが「強調表現」になっていて自閉っ子を混乱させることもある。たとえば以前ニキさんが何か言ったとき、私が「うそっ⁉」って言ってしまって、ニキさんが「うそって言わないで！　うそついてない！」って叫んだことがあった。

……。

「うそっ⁉」っていうのは、私たちにとってみれば意味を持った言葉以前の、合いの手みたいなせりふなんだけど、自閉っ子はりちぎに受け取るから、私が「ニキさんてうそつき！」って言ったように感じさせてしまったことがあった。こういう混乱って方々で起こっているんだろうなと思ったよ。

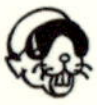

自分が育った関西のイントネーションの「うそやろ〜」とかはわかるの。でも関東のイントネーションは聞き分けがまだ難しいんだな。

音声の記憶がいいんだね。

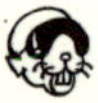

それと、誰にでも「うそって言わないで！」って言うわけじゃないの。浅見さんだから言ったの。

どういうこと？

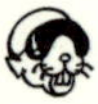

浅見さんは私が機嫌よくしていたほうがトクをする人でしょう？　それと業務上、言葉を交わす機会も多いから、浅見さんが「うそっ！」を言わないでくれると、浅見さ

んも私も両方トクをする機会が多いの。だから言ったの。そうじゃない人には、言いたくても言わないですませる。

大人だね～、ニキさん。

自閉っ子の暴言

自閉っ子のことば学習法が普通と逆である以上、自閉っ子が使ってしまいがちな暴言もほうっておいていいんだろうか？

う～ん。それは難しい問題だなあ。すぐには答えが出てこない。

そうだね。きっと答えも一つじゃないだろうし。これからも専門家や親御さん、先生方が頭絞って考え続けなければいけないことなのかもしれない。でも私ね、ニキさんのだんなさんのこの一言は一つの対処法だと思うの。

だれもいない空間に（もしくは無生物に）わめいている間はいいが、気の毒な夫にぶつけてしまうこともある。申しわけなし。
そして、「それ、本気で言ってる？」ときかれる。

ニキさんのだんなさんは、おそらくさらりと自然にこういうことができる方なんだろうけど、まともに受けない努力も周囲の人間には必要じゃないかと。ニキさんくらい受け止める準備の出来ている人ならこうやって口に出してツッコンもいいし、口に出さずに心の中でツッコムだけでも腹立ちをぶつける機会が減って、被害が広がらない気がする。

もしかしたら定型発達の家族の間でも、受け流すことは必要なんじゃないかと思うよ。だって誰だってつらいときはあるんだし。相手の暴言は、自分に怒っているのではなく何か別のことに怒っているのかもしれないじゃない。

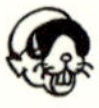
かも。

そして、こういう「ツッコミ」の積み重ねで自閉っ子が「言葉は内容を表すため

に使う」って学習してくれたらいいなあと思う。

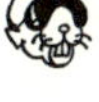
そうそう、それがわかるようになるのに手間がかかるのよ。

自閉っ子流記憶

あとね、ここもさらりと核心をついているなあと思ったな。

ふしぎで不可解なイメージは、脳が納得を求めて、何度も再生してしまう。

これはやっぱり自閉脳が「謎解きしたい脳」だからだね。それと

異様で、ふしぎだと、優先的に記憶される。

というのも特性。その結果、

当たり前の、自然なことなのだが、それが何年も何十年も積み重なると、人がうっかり口走った「心にもない暴言」ほど、よく覚えていることになってしまう。不愉快だから記憶に残るのではなく、不自然だから記憶に残るだけなのに、思い出すのは暴言に偏ってるなんて、損ではないか。

という困難を背負うことになるわけだね、自閉っ子は。ニキさんは自分の偏りに気づいたから、世の中を不必要にうらまずにすむようになったのね。

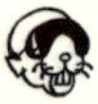
そうなの。それに、それを笑いで散らそうとしたりする。

それもまた、一手間かかるよね。

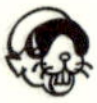
凡人を目指すのには、努力がいるのよ、やっぱり。

それでも世の中での経験が増えると、想像を一から手作りしなくてすむようになって、前よりはラクになるわけだ。そしてラクにしてくれるインデックスってあるよね、

社会に出ると。次の章では、それを見ましょう。

お金は想像を簡略化してくれる

想像力の弱い人間としては、手作りで一から想像しなくてすむ部分が増えるほど楽になる。楽をするためには、自分の経験を代入したり、人の話を代入したり、本で読んだ知識を代入したりする方法があるのだった。

しかし残念なことに、人の価値観には、個人差がある。自分の経験を代入しても、その人と自分の価値観が大きくちがっていたら、想像力の代用にならないかもしれない。

もっとも、想像力にそれほど問題のない（と思われる）健常のみなさんだって、お互いにときどき読みまちがえたりもしているようだ。

ということは、いつもいつも最初から想像が当たらなくても、きき直して修正すれば、なんとかなるものなのかもしれない。

それでも、個人差のわりと少ない分野と、個人差の大きい分野との区別を知っていれば、脳みそのエネルギーを、むつかしい分野に優先的に配分することができそうだ。

そんなときに便利なのが、「お金」である。

「お金」は、ヨノナカのいろんなことを想像するのを、少しだけ簡単にしてくれる。

想像力の弱さを、補ってくれるのだ。

なぜかというと、お金は、いろんな価値の媒介になってくれるから。

みなさんに、遠くに住んでいる親戚の子どもがいるとしよう。甥でも姪でも、孫でもいい。とにかく、日ごろは行き来が少なくて、名前と性別と年齢くらいしか知らないとしよう。

そんな子どもに、プレゼントをしなくてはならなくなった。

でも、その子の趣味や嗜好は知らない。見ているテレビ番組も、好きなキャラクターも知らない。

そんなとき、何も予備知識がないままにおもちゃなどを買うと、思いっきりはずしてしまいそうだ。

かといって、中途半端な予備知識は、かえって危険なこともある。ガンダム命の子どもには、へたにガンダム関係の方が激しくはずす危険が大きい。きっとガンダム業界にはガンダム業界の内部事情があるだろうから、「望遠鏡」や「ペンギンのぬいぐるみ」の方が、まだマシな可能性が高い。素人がマニアに贈り物をするときは、マニアの領域は外すのが鉄則である。

そんな場合、やはり無難なのは「おもちゃ券」だろう。

しかし、「おもちゃはいいから、本がほしい」という子どももいる。そしてまた、本も、相手を選ぶジャンルである。「好みじゃなくてつまんない」くらいならいい方で、すでに持っている本を選んでしまうことだってある。

そうなると、図書券や図書カードが無難ということになってしまう。

ところが、一昨年はたしか図書券で喜んでいたはずの子どもが、行動半径が広がった今は、公共図書館のヘビーユーザーになっているかもしれない。
いつの間にか洋楽にハマっていて、ひたすらCDを集めたがっているかもしれないし、洋服と靴が最大の関心事になっているかもしれない。

親戚の子どもとは、ちょっと会わないでいると、あれれっという間に大きくなってしまう生き物である。
名前は一回覚えるだけで半永久的に役にたつのだが、年齢や学年は、せっかく覚えたと思っても、毎年変わってしまう。身体や足の大きさも、趣味も、あこがれる有名人も、どんどん変わる。

「子どもに多額の現金を持たせるのは教育上いかがなものか」などと言われながらも、「お年玉」という制度がいっこうにすたれないのは、やっぱり、そのせいもあると思う。

大人だって、プレゼントを開けたとたん、「コレジャナイ！」をやられるのはツラいのだ。

お金には、情報収集が追いつかなかった分を、埋めてくれる力がある。

トミカを集めたい子も、ウルトラマンのソフビ人形を集めたい子も、クリームパンを買い食いしたい子も、保育社の『原色日本植物図鑑』の草本Ⅰ〜Ⅲと木本のⅠ&Ⅱがほしい子も、イカツい安全靴がほしい子も、女の子をモスバーガーにご招待して大盤振舞したい子も、現金なら文句はない。

人の価値観は多様である。子どもにだって、「トミカが上」「ウルトラマンが上」「クリームパンが上」「保育社の『原色日本植物図鑑』が上」「安全靴が上」「女の子が（もしくはモスバーガーが）上」

という価値観があり、優先順位がある。

しかし、「現金」は、それを一気に均してくれる。おばちゃん大助かり。

お金には、多様な価値観を越える力があるのだ。

価値観を越えるだけじゃなく、時間を越える力もあるぞ。想像力とはちょっと関係ないけど。


子どもというほど小さくはなくて、商品情報は自力で集められるが、かといって自由になるお金はそんなにないという中途半端な年齢のときのことを思い出してみてほしい。「何がほしい？　クリスマスに買ってあげるから」とか、「誕生日に買ってあげるから」とか言われて、困った経験のある方はいないだろうか？

品物は選べるが、クリスマスの日取りは自分で選べない。誕生日だって自分では選べない。

ずっとずっと待っていたシリーズ本の続刊が発売されることになった。でも、発売日は、誕生日の次の月。

そんなとき、「現金」だと、持ち越すことができる。

足すことだってできる。

ドラマのＤＶＤのボックスセットがほしい。バラでは売っていない。でも、クリスマスプレゼントでおねだりできる値段ではない。クリスマスプレゼントとお年玉を足せば、ちょうど買える値段なのに。

「クリスマスプレゼント」と「誕生日プレゼント」は足せないが、「一二月のおこづかい」と「お年玉」と「一月のおこづかい」なら、足すことができる。大好きなドラマの七枚組ボックスセットをあきらめて、好きだけどそんなにほしくない映画のＤＶＤ七枚でがまんする必要がなくなるのだ。

私は子どものとき、ほしいものがあっても、ことばでうまく伝えることができなかった。物の名前や、形容詞などを、よく知らなかったせいもあるのかもしれない。ほしい物が、珍しすぎたせいかもしれない。

ほしかったのは、はんこ屋さんに置いてある、認め印のディスプレイラック。

裸体にびっしりとツボが描いてある、経絡の勉強用の人形。

銭湯の下足箱。

円筒形の、鋳物の郵便ポスト（本物）。

ひな人形の台座（だけ）。

等々。

売っている場所もわからないので、指差して頼むこともできなかった。

そんなわけで、「いつか、どこかで売っていたら、自分で買えるように」と思うと、現金がほしかった。それで、「お金お金って、お金のことばかり言う」「本当に必要なものだったらちゃんと物で買ってやるのに、お金ばかりほしがる」と叱られてしまうのだった。

そんなわけで、「お金をほしがる人は汚い人」「いい人ならお金のことなど気にしないはず」と刷り込まれてしまうことになり、しばらくは信じていた。今になって思えば、ことばの趣旨にさかのぼることを思いつかず、字義どおりに解釈していたのだろう。逆行想像力の弱さである。

しかし、ほしいものがいっぱいあって、買い物が好きなのに「お金はだめ」なんて、そんなむりが長続きするはずがない。結局、わりとあっさりと、「お金」と和解することになった。

和解してみると、「お金という考え」はべんりだった。

つまり、「お金をほしがる人は汚い人」とか、「いい人はお金のことなど気にしないはず」といったまちがった俺ルールを捨てると、あたりまえにわかることがあたりまえにわかってくる。

特に、「他人の時間」と「他人の気力」をお金に換算して考えると、「これをすると迷惑がかかってしまう」ということが、わかるようになるのだ。

たとえば、こんな感じ。

ある人が、スーパーで肉や野菜を買ってきて、家にあるお米を研ぎ、家で食事を作ったら、買い物と調理で一時間くらいかかる代わり、家族三人の分が七〇〇円でできるとしよう。

一方、同じ人が、忙しかったり疲れていたりして、家で食事が作れない日に、三人分のお惣菜を買ったり、出前をとったりしたら、絶対に七〇〇円ではおさまらない。仮に二千円としようか。

さて、夕方の、食事のしたくをするような時間に、人に長電話をして、自分の悩みごとばかりをえんえんと聞かせたら、もしかしたら、相手の人は、自分で食事を作る時間がなくなり、電話を切ってから出前をとらなくてはならないかもしれない。

昼間でも、出かける前だったら、駅まで歩く時間がなくなって、タクシーを拾うことになるかもしれない。

別に、そうなったら全部、私のせいだと言いたいわけじゃない。お金を払って埋め合わせるようなことでもない（むしろ、しちゃダメだと思う）。

そして、人の時間を使うことが、全部、もうしわけないことともかぎらない。相手の人にも、私の相談に乗れてよかったなと感じられることはあるかもしれないから。

でも、人の時間はタダではないのだ。

「タダじゃないから使ってはいけない」というのではなくて、タダじゃないから大事に使う努力をしよう、ってこと。

それと、タダではないと思っていると、時間をさいてもらえなくても驚かないし、傷つかないということでもある。あるときはＯＫだったのに別の日は断られたなんてことがあっても驚かない。忙しい時間の方が、相手の時間は高くなったりするし。

誤解しないでほしいんだが、「お金**だから**大事」と言ってるわけじゃない。

「お金にも換算できる部分だけは、想像力がへなちょこでも把握しやすい」と言ってるのだ。

別にお金じゃなくても、時間でも商売上の信用でも体力でも気力でもブドウ糖でもアデノシン三リン酸でもいいんだけど、わりとだれもが共通して失うとツライものは、価値観の個人差があんまり影響しない。だから、想像力が少々弱くても、既製品で補いやすい。経験やリクツで補いやすい。

それよりも、「相手の人にも、私の相談に乗れてよかったなと感じられることはあるかもしれない」という部分の方が、圧倒的にむつかしい。

もしも、その人が日ごろから私のことを気にかけていて、そんな相談がたまのことで、緊急のことで（「たしかに、今すぐじゃないとだめだろうな」と納得がいって）、自分の助言が私の役にたったという実感も持てたなら。

「ニキさんの力になれてよかったな」という思いと、「とりあえず大丈夫そうでよかったなあ」という安心が、自分の疲れや、出前の出費を上回るほどだったなら……。

こういった尺度は、どれも数字で測れないし、個人差の大きい要素が多い。

反対に、私が、きちんと相談らしい相談をするでもなく、いやーな気持ちを長々と吐き出すだけだったら？　別に夕食前の時間じゃなくてもいいような用件だったら？　何度「こうしてみたら？」と言っても、「さっきは言わなかったけど、実はそれはできない事情があって」のくり返しだったら？　で、日ごろから、私といっしょに楽しい時間をすごせるわけじゃなく、一方的に「いやーな話」を聞かされることが多かったら？

「わーん、この時間をはずしてくれたら、おうちでごはんが作れたのに〜」と悲しくなって、二千円の出費が痛く思えてくるかもしれない。

あるいは、とちゅうで「あ、これは自炊をあきらめて出前とるほどの用件じゃないわ」と思い、「悪いけどそろそろ食事のしたくをする時間だから」と、電話を切ることになるかもしれない。

やはり、数字で測れない要素、個人差の大きい要素が多い。

つき合いの長い相手とのことは、なんとか経験でわかってきても、それがほかの人に応用できない。優先順位は人によってちがうから。せっかくひとりの人で覚えたことが、別の人には応用できないんじゃ、毎回、一から想像しなくてはならない。

それにひきかえ、「夕食前に引きとめたから、ご飯が作れなかった」→「七〇〇円の材料費ですむところが、出前をとったら二千円くらいはかかっちゃうかもしれない」は、わかる。

あるいは、「外出前だったかもしれない」→「タクシーに乗らなくてはいけなかったのじゃないだろうか。六六〇円はするよなあ」も、わかるのだ。

全然わからないよりは、少しでもわかる部分がある方がいい！「気持ちを通わせる」とか「気持ちに応える」とかはできなくとも、具体的な迷惑をかけないこととか、具体的な迷惑を相手が忍んでくれたときは感謝することなら、できる。

お金は、「ほしいね」と思う人が多いから、個人差を均してくれる。

だから、個別に想像する手間を省いてくれる。

私のように想像力の弱い人にとっては、想像の手間を省くのは大事なことである。


そして。

プライベートな人間関係よりは、お金を介した仕事の関係の方が、わかる部分が多いのだ。お金の流れをたぐっていけば、損得の因果関係が読めるから。


だから、同じ「仕事の人間関係」といっても、バイト同士とか、従業員同士とかの関係は、やっぱり価値観に個人差が大きすぎる。

それぞれが何を喜び、何をいやがるかが想像できないし、次にどう出てくるかも想像できない。

一方では、会社に損をさせてもとにかく早く帰りたい人とか、消耗品を盗んで帰る人とかもいるかと思えば、一方では会社の利益を自分のことのように気にかけてる人もいる。「会社に認められたい」という目的のために会社に尽くす人もいれば、別に思い入れも目的もないけど、単に約束は約束、フェアはフェア、という性格だから会社の利益を冒さない人もいる。とにかく仲良しグループの勢力図しか頭になくて、会社の利益も損失も考えたことのない人もいる。

こういう個人差がはさまるともはやお手上げである。「あなたどのタイプ?」ってきいてみるわけにもいかないしね。

その昔、バイトしていたときも、バイト同士の関係の方が失敗が多かったし、謎も多かった。わけわかんなくてつらかった。

バイトを監督する正社員とか、社長とか、お客様なんかとの関係は、そんなに困らなかった。

「会社の得になること」「会社の損になること」なら、「お金」とか「時間」とか「信用」とかで計算すれば、近似値くらいは出せる。

社長個人に、会社の利益を度外視するほど強いプライドとか、こだわりとか、えこひいきとかがあればすべてが崩壊するのかもしれないが、社長がお金を優先して考えている間は、私にもなんとか予想がつけられるし、後づけの納得も容易なのだった。

たとえクビになっても、「私を置いとく出費はもうけを上回るのだな」と考えれば、困りはしても混乱はしないだろう。

だから、私にとっては、「お金で動く人」は、「汚い」じゃなくて、「わかりやすい」なのだな。

だから、「お金は汚いもの」という俺ルールを卒業したら、いろいろと想像の手間が省けるようになったのであった。

お金のことをきちんと教えてくれ

花風社 そう。なぜか「いい人はお金なんか気にしないはず」っていう刷りこみは、家庭や学校でなされる傾向があるんだよね。たしかにこれ、世の中の謎を解くのに邪魔な考えだね。

お金は大事。生きていくうえでも大事。

でもニキさんにとっては、他の意味でも大事なインデックスなんだね。

ニキ お金は価値観の違いを均してくれるから、みんなが持っていて便利。そういうものは、想像を簡単にしてくれる。お金の流れをたどっていくと、世の中の流れがわかるし、一から手作りで想像しなくてすむ。はずれる可能性も少なくなる。

たしかにニキさんが、世の中で生きていくのにお金の流れを手がかりにしているのはよくわかる。「手がかりとしてのお金」がわからないと、いくら優れた技術を持っていても、何かのプロになるのは難しい。

それにお金の流れをたどっていくと、社会に出て働いている人の時間をとるっていうことはその人の稼ぎの一部をもらうっていう考えにたどりつくし、つまり「人の時間はお金」っていうことがわかってきて、迷惑をかけずにすんだりする。あるいはもらった時間は大事に使おうとするようになる。

お金は色々なものに交換できるから、違うものをほしがっている人それぞれにとって便利。だから仕事をしていく上でも、便利な指標になる。仕事の目的は、お金を稼ぐ事だっていうことが見えてくる。だって会社はいろんな支払いをしなきゃいけないんだし、利益を上げなければいけないのは当然。本文中にも書いたけど、お金で換算できる部分は想像力がへなちょこでも理解しやすい。

じゃあ自閉っ子に世の中教育するのにもっとお金をインデックスにすればいいのにね。ずいぶん効率がよさそうだけど。そうなると「お金だけが大事」になってしまうと恐れるのかな。

違法なことをしたり、人をだましたりしてお金を稼ぐのはよくないよね。つかまっちゃうしさ。塀の中に入ると、自閉っ子にはキツい集団生活が待ってるよ。

でもね、まっとうな生産活動でお金儲けするのはまったく悪いことじゃない。たとえば、花風社の本が売れて困る人は一人もいないんだ。ニキさんも、花風社も、印刷屋さんも、イラスト描いている人も、デザイナーさんも、卸業者さんも、本屋さんも、みんなうれしい。いい本だったら、読者の皆さんだってうれしい。もうかって税金払えば、お役所だってうれしい。だから一冊でも多く売れるものを作ろうとするのは、悪いことじゃないはずなんだ。

だいたい親御さんも先生方も「将来自立させる」ことは大きな望みであるわけでしょう。

お金の大事さに気づかなければ、自立へのモチベーションもわきにくいと思うんだけど。むしろ「お金はほしがるな」みたいなことを教えたりする。そのへんに矛盾を感じることは多いな。

私の実感としてはね、少なくとも私が仕事をしてきた自閉っ子たちは説明すると資本主義をすんなり飲み込んでくれる。

もっと家庭や学校で教わっていれば、社会に出るのに回り道せずにすむのに。ていうか、いい働き手になるのに、って思うこともあるんだけど。

私の場合も、「お金をほしがる人は悪い人」とか、「いい人はお金のことなど気にしないはず」っていう俺ルールを捨てたらいろいろ世の中が理解しやすくなった。だけど、定型発達の子だって同じような教育を受けるわけでしょう？

定型発達の子はね、先生や親の教えないことをどこかで学んでくるんだね。お金は大事じゃない、って言ってたって親が家計簿を見てため息をついているのを見たりすれば、本当は大事なんだなってわかるじゃない。お給料日にはお母さんがうれしそうで、おかずが一品多くなったりすると、ああ、お金っていいものなんだなって思うじゃない。自閉っ子と一部の定型発達の子は、そういう情報が入ってきにくいみたいだけど。

そういうことをね、浅見さんみたいな人がもっと広めてくれるといいんだけど。学校の先生は、とくに公立の学校の場合公務員だし、言いにくいんじゃないかな。私の場合、経済学の初歩を学んで役に立ったのは、「人はインセンティブで動く」ってことをはっきり言ってくれたことですね。子どものうちは、「現実はこう」と「できたらこうするべき」をまぜこぜにしてたから。あと、子どものときは、「誰かが得をするなら、誰かが損をしているはず」という言い方を真に受けてたけど、みんなが納得して取引して、みんなが少しずつ得することがあるってことを知ったのも毒消しになったかな。

そう。実際にはウィンウィンの関係（片方に得ならばもう一方にも得なことがある関係）って思っている以上に多いんだけど。

以前講演で「学校で資本主義を教えたほうがいい」としゃべったら、学校の先生が講演後「ホリエモンみたいにすればいいのか」ときいてきて、びっくりした。たぶんこういう先生の頭の中には、「資本主義はダメ」みたいな刷りこみがあるんだろうけど。でも公務員を支えているのもみんなが稼いだ中から払っている税金とか国債とか地方債みたいなお金なんだけどね。だいたい国債とか買うのは、普通預金においておくより儲かるからなんだし。

もしかしたら資本主義社会でガチンコ勝負していない人にとっては、資本主義がなまはげになっているのかもしれない。本当はそんなに怖いものじゃないいんだけど。

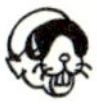

お金をほしがる人は悪い人じゃなくてわかりやすい人。だからバイトしていても

「不熱心なバイトの同僚」より「社長」のほうが気持ちがわかりやすいんだ。

実は私も勤め人のとき、同僚より上司とのほうがうまくいった。もちろん誰とでもうまくやれる器用な人ならばそれはそれですばらしいのかもしれないけど、同僚とうまくやれなくても会社に害を与えていない限りは社長とか上司は大目に見てくれて、生き延びる確率は高くなると思う。社会人として生き残れるかどうかは友だち百人作れるかどうかじゃなくて、労働力としてちゃんと機能するかどうかだから。

認印のケース

それにしてもニキさん、やっぱり欲しがるものが変わってるね。認印のディスプレイしてあるケースとか。

そお？

そお。どこに売っているのかわからないし。ぬいぐるみとかリカちゃん人形とかママレンジとか、そういうものだとわかりやすかったね。自閉っ子の周りの人は、レアなものを欲しがってもたじろがないでいる覚悟が必要なんだね。

「なんでそんなもの欲しがるの」とか言われると「あ、しまった。また間違った答え言っちゃった」って思ってしまうんですよ。

人の心は自由だって、自閉っ子は知らないからね。口に出すといろんな人がいろんなツッコミをするけれども、思うのは自由だって。

「こんなものを欲しいと感じる自分はダメだ」と思ってしまうんですよ。

全然ダメじゃないよね。手に入るものと入らないものはあるけど、欲しがるのは自由だからね。

自分を基準にしても、人のことはなかなかわからない

自分の経験、人に聞いた話、本で読んだ解説などが増えれば増えるほど、自力で想像しなくてはならない部分は減ってくる。
でも、べつに想像力が育ったわけじゃないので、自力で想像した部分は、どこでまちがってるかわかったものじゃない。

だから、「まちがえたら大ごとになりそうなところ」と「よくまちがえると知ってるところ」から優先的に、人にきくとか調べるとかするのが無難なように思う。

モンダイな想像をしやすい分野、苦手な分野は人によっていろいろだろう。

私の場合、「この条件を変えたら、ほかの条件もそれにつれて変わる」というのを、なかなか思いつくことができない。

「よし、ごはんを食べたら出かけよう。ついでに、あそこにも、ここにも寄ってきちゃおう！」と思ってるときは、当然、おなかがすいている。

ところが、外出のしたくをすませて予定どおりに食事をすると、おなかがいっぱいになる。

おなかがいっぱいになれば、眠くもなるし、気分もがつがつしなくなる。「えー、そんなにせわしなくあちこち回らなくても～」と感じてしまう。「でも、もう決まっちゃったことだし」と、ぶうぶう文句を言う。決めたの、自分なのにね。

若いころ、あちこち遊び歩くお金がほしいなあと思ってアルバイトを始めたはいいけれど、始めてみたら、遊び歩く時間も体力もなくなっているのに気がついたこともあった。

アルバイトを計画するときに、「生活時間と体力はそのままで、収入だけが増えた図」をイメージして、都合のいい空想をしていたらしい。もしこれが、ほしい物でもあって、買い物のためにお金を稼ぐのなら、遊べない方が早く貯金ができるだろう。でも、「遊び歩く資金」が目的なのに「遊び歩く時間」を確保しないとは、なんともウカツな話であった。

どうも私は、頭の中で、一度に二つ以上の条件を動かす力が弱いらしい。くり下がりのある引き算も苦手だしね。

でも、これが苦手なのは、私だけじゃないぞ。

東京都知事選の少し前、東京の友人たちが数人で、「俺が都知事になったら、わが家の前に女子高を建てる！」とか、「女子高より、画材屋がほしい」「文具店がいいなあ」などと、たわいのない道楽専用想像力をはたらかせていた。そう、別に、知事選の話でも、都政の話でもなくて、「今の生活のここがもう少し便利だったらいいのになあ」という願望話である。

そのうちに、話題は交通機関話へとそれていき、みんなは「駅をあと五〇メートル、俺の家の方に動かしてやる！」とか、「俺の最寄り駅に急行をとめる！」とか言いだした。要するに、都知事選にかこつけて、今の住まいの交通の不便さを嘆きあって（もしくは、自慢しあって）いるのであった。

ひとしきり言い終えたころ、だれかが「あれ？　考えてみたら、都営と乗り入れの沿線のやつ、ひとりもいないじゃないか。都知事が私鉄に口を出せるかい」と気がついて、ほんとだ、あっはっはといってその場は終わった。

でもさ、と私は思った。「君たち、都知事になったら知事公舎に入居するんだから、今のマンションの最寄り駅に急行がとまっても、もう引っ越したあとだよ」

もちろん、すべては酒の上の冗談だから、正確に考える必要はまったくないのだが、私は日ごろ、「知事になったら知事公舎に引っ越している」という部分を考えるのが特に苦手なので、気をつけるくせがついているらしい。

そして、「冗談なのだから、ちゃんと考えなくてもいい」という場合にかぎって、かえって気がつきやすいらしい。きっと、リラックスしているせいだと思う。真剣に考えなくては困るときほど、あせって、見落としてしまうんだから。

そして、自分のことだと気がつかないのに、人の話にかぎって、気がつくものらしい。


そんなわけで、私は「なってみたことのないもの」「やってみたことのないこと」を想像するのは、へたなのだった。

「なってみたことのないもの」の最たるものが、「ほかの人」である。

自閉症児・者は、「ほかの人の立場を想像する」のが苦手だとか言われているが、「苦手だから、がんばらなくては」と思ってむりやり自力で想像したって、まちがえてしまうかもしれない。

まちがえるのは、なまじ、自分を参考にするからだと思う。自分を出発点にして、条件をひとつずつ変更したりしているうちに、どこかで見落としが出て、「自分の知っている世界」に引きずられてしまうのだ。

たとえば。

学校で勉強に苦労していたころは、「勉強のできる子」の世界を誤解していたものだ。

私は中学までは授業がわかっていたのだけれど、高校で一気につまずいた。勉強しても、いっこうにわかるようにならないものだから、気分だってクサってくる。

成績は下位の方だったので、当然、まわりには、私より上位の生徒がとても多かった。「できる子は、いいなあ。勉強をすれば、内容がわかるようになるのだから、さぞ楽だろうなあ。受験だって苦労なんかないのだろうなあ」と思っていたものだった。

ところが。

受験が近づいてくると、できる子はできる子で、どういうわけか、そろいもそろってむつかしい学校を志望しちゃうのだな。

学校では、みんなでまとまって模擬試験なんかを受けることもあった。模擬試験の判定は、成績と、志望校の難易度と、両方を合わせて出てくる。だから、成績がよくても、むつかしい学校を志望していたら、判定はそれなりに低く出てしまうのだった。

どうも、「できる子」だからといって、別に、それだけで受験が楽になるわけじゃないらしかった。

さて、途中は省略するけど、いろいろあったのち、私も、とある大学に入った。

「日本の大学は、入るのは大変だが、出るのは簡単すぎてよろしくない」と、新聞にも書いてあったし、テレビでも言っていたから、入学したらきっと楽になるのだろうと信じて、楽しみにしていた。

ところが、入ってみたらたちまち、授業について行けなくなった。予習どころか、復習してもわからない。復習してもわからないんじゃ、宿題ができない。宿題ができなければ、予習に移れない。

高校で苦労して、受験勉強で苦労したのに、どうして大学の授業で苦労するのだ！　と思うと、なんだか悲しかった。「できる子だったら、苦労しなかっただろうになあ」と思って、高校のときの優等生たちのことを思い出した。

今ならわかるぞ。この考えはたぶん、まちがっていた。

だって、高校のときに私が「できる子は楽だろうなあ」と思いながら見ていた生徒たちは、私よりもむつかしい大学に進んでいたのだ。「できる子」の多い大学なら、先生もそのつもりで授業をするだろうから、さぞかし進度が速かったことだろう。課題図書は分厚く、宿題も多かったことだろう。定期試験だって、むつかしかったんじゃないだろうか。

まあ、「できる子」たちの運命はたしかめようがないが、私はどうだったかというと、ほかの理由も重なって、だんだん、学校に行けなくなってしまった。

アパートに閉じこもってくよくよしているのは情けないし、つらかった。

「授業や部活に行ける子はいいなあ」なんてことも、ちょっと、思った。あんまりリアルにイメージする力はないので、うらやましいとまでは思わなかった（思えなかった）が、「元気でしっかりした子になれたら、楽だろうなあ」と思った。

でも、毎日元気に学校に通っている子は通っている子で、毎日学校に通っている子につきもののトラブルやストレスから、逃げることはできないのだった。

バスに遅れそうになって走ったり、「ちこくちこくー」とあわてて教室にかけこんだら別のクラスで恥をかいたり、おさいふを落として探しまわったり、食堂が混んでいて座席が見つからなかったり、おろしたてのブラウスにカレーうどんの汁がはねたり、四階の教室まで階段をのぼって息が切れたり、冷房のない教室で窓を開け放していたら虫に刺されたり、授業中に「大きい方」をもよおして退席するのが恥ずかしかったり、予習してきていないのに先生に指名されて黒板の前で立ち往生したり、図書館の本を返し忘れて叱られたり、試験の範囲をまちがえて準備していたことに直前になって気づいたり、ふられた相手とも部活で顔を合わせなくてはならなくて気まずかったり、傘を持っていかなかったのに帰り道でいきなり雨が降ってずぶぬれになったり、電算機センターの前にとめておいた自転車がなくなっていたり、していたかもしれないのだ。ちっとも、楽ではなさそうじゃないか。むしろ私の方が、楽をしていた感じだ。

授業に行けなくてアパートでごろごろしている私には、「授業に行けなくてアパートでごろごろしている子にありがちな種類のストレスや悩み」はあっても、「毎日元気に学校に通っている子にありがちな種類のストレスや悩み」はなかった。

そして私は、「毎日元気に学校に通っている子にありがちな種類のストレスや悩み」を想像してみなかった。自分だって、ちょっと前までは学校に通っていたのだから、知らなかったはずはないのに。

幸い、学校に行けなくてごろごろしていたときには、学校の同級生にはあんまり会わなかった。だから、学校でつらい目にあってしょげてる人にむかって「そんな思いをするのも、学校に行けるおかげじゃない。それだけで立派よ」なんてひどいことを言ってしまう失敗は、やらずにすんだ。

けど、それは、私に「思いやり」や「共感性」があったからじゃない。単に、会わなかったから、失敗する機会がなかっただけだ。

そして、自覚していないだけで、似たような失敗は、きっとどっかでやってたにちがいない。

知っているはずの苦労や悩みでさえ、喉元を過ぎればたちまち想像しなくなってしまうんだから、「知らない世界のこと」となればなおさらだろう。

受からないような難関校の、宿題の多さ。ふつうの就職活動や、ふつうの就職。首都圏での生活。「第二外国語がわかる」ってどんな感じだろう？　子どものいる生活や、犬のいる生活。売れっ子の同業者さんたちの生活。

どれも、想像してみたっていいけど、「自分の想像は絶対に当たらない」と胸を張って言いきれちゃうぞ。

そんな、当たってもいない想像を元に人の立場をうらやましがるなんて、とてもじゃないができない。

私はほかのだれかのことを「うらやましい」と思うことはないけど、それは、無欲だからでもなければ、謙虚だからでもない。今の境遇がサイコーだからでもない。むつかしくてできないのだ。くり下がりのある引き算がむつかしいのと同じだ。

特定のだれかをうらやましがるには、まず、その人になってみたらどんな感じか、想像ができないとむりだろう。しかし、想像するには、今の自分とは条件をたくさん変えなくてはならない。そんな計算、追いつかない!

ほかのだれかの生活や人生をそっくりうらやましいと思うのはむりだが、ほかのだれかの性質とか特徴とか属性とかのどれか一個だけについてなら、「自分もこうだったら楽だろうなあ」と想像してみることがある。

しかし、一個だけでさえ、はずしまくる。

そう、「知事公舎に引っ越したら、最寄り駅も変わる」を見落とすせいだ。

たとえば。

私は、自分はどうやら身体がどちらかといえば虚弱寄りらしいことをちょっと前に自覚した。それ以来、頑健でエネルギッシュな人を見て、「あんなふうに頑健だったら、調子が悪くて休む時間がないから、時間がもっと有効に使えるだろうな。やりたいことがもっとたくさん処理できるだろうな」と想像していた。

しかし、実際に生きて生活している「頑健な人」に具体的な話をきいてみると、私の想像はことごとくはずれていた。


私の知っている「頑健な人」は、エネルギーがありあまっていて、毎日、いっぱい有酸素運動をしないと、むずむずしてきたり、短気になって対人関係に支障をきたしたりするのだと話してくれた。

つまり、「なんとなく具合が悪くて、てきぱきと用がこなせない時間」がない代わり、「ジムやプールへ行く時間」を、たっぷり確保しなくてはいけないというのだ。ジムやプールに行っているあいだは、てきぱきと用事をこなすことはできない！

旅行だって、強行軍のツアーの広告を見ても、「疲れて、病気になったらどうしよう」なんて思わない。「安い割にたくさんの名所が見られて、お得だね！」と喜んで参加してしまう。そして、病気にはならないけど、それなりにへとへとになって帰ってくる。

一方の私は、広告だけで胸やけしてしまい、魅力を感じないから、家で英気を養っている。

あるいは。

私はどうも臆病で、交渉ごとを避けて通りたがるし、ちょっとでもトラブルがあるとクヨクヨ、ビクビクしてしまう。だから、「気が強かったら、逃げ腰にならずに交渉ができるだろうなあ。トラブルに遭ってもダメージを受けにくくて、心静かにくらせるだろうなあ」と思っていた。

ところが、ほんとに生きて動いてる「気の強い人」と親しくなってみると、ちっとも心静かにくらしてない。

「トラブルになったらどうしよう！」という抑止力がはたらかない

ので、深く考えずに物を言って、トラブルを起こしてしまうらしい。けんかを売られてもそんなに怖くない代わり、けんかを売ってしまうのだ。

あるいは。

社交的な人は、おおぜいの人と食事をしたり、たくさんおしゃべりをしたりしても、あとで頭の中がぐるぐるしたり、自分が自分じゃなくなったりしないみたいだ。

あんなだったら、家に帰ったらすぐ頭が切りかえられて楽だろうなあ、寝込んでしまうこともなく、すぐに趣味や読書に戻れるのだろうなあと思っていた。

しかし、社交的な人を見ていると、いろんな会に入ったり、人の世話を焼いたり、役職を引き受けたりすることに抵抗が少ないせいか、すぐいろんな会に入ったり、人の世話を焼いたり、役職を引き受けたりしていることがわかった。その結果、責任を負う機会が増えたり、しょっちゅうもめごとを仲裁したりしている。家に帰っても、じゃんじゃん電話がかかってくる。それどころか、自分からも電話をかけている。

いや、「どっちがいい」という話じゃない。「あのブドウは酸っぱい」とか言って、自分をなぐさめようというのでもない。だって、体質や嗜好や体調がちがえば、ブドウの味そのものがちがって感じられるかもしれないのだ！　これでは、動かすべき条件が多すぎて、比較しようにも、もう、何が何やらである。

身体の頑健な人。睡眠が深くて短い人。香辛料のニガテな人。車の運転ができる人。農村部に住んだことのある人。サーフィンやダイビングをやる人。子どものいる人。アヒルをたくさん飼っている人。楽器の弾ける人。どれもみんな、「やや異文化」、「セミ異文化」だと思えばいい。

遠巻きにしてじっくり観察するのもいいし、率直に話をきくのもいいけれど、どっちにせよ、決めつけるのはやめとこうと思えるようになる。

自分の想像もここまで連戦連敗だと、はずれっぷりがむしろ楽しくなってくるくらいだ。想像するのは勝手。道楽として想像するのもいいかも。ただ、決めつけなければいい。

なにせ、私には「モンダイな消去ボタン」しかついてないのだ。いったん思いこみ、決めつけてしまったら急には止まれない。変な思いこみは、できちゃう前に防いだほうが安上がりなのである。

定型発達者には自閉っ子の気持ちがわからない

花風社 以前から私、自閉っ子は「人をうらやましがらないな」って気づいていて、それを美徳だと思っていた。でもニキさんに言わせると美徳って言うより穴なんだね。認知の穴。

ニキ そうなの。

定型発達者はね、他人のこととてもうらやましがるの。それが苦しいの。こんなことしても無駄だ、ってわかっていても止められないの。だからそれをしていない自閉っ子を見ていると「えらいなあ」って思うんだけど。

そうなの？

一方で私たちは、「私はエライのよ！」と思っている自閉っ子がいると、「イタい」と思ったりする。でもそれも認知の穴なんだよね。周りの人が大して本気でなくてもエライって言ったら、そうか自分はエライのかって思うのが自閉っ子だもんね。

そうなの。

定型発達の人は、自分の基準を勝手に自閉っ子に当てはめて、脳の特性に過ぎないものを「美徳だ」「傲慢だ」「イタい」とか勝手に判断するんだな。自閉っ子に「あんたたちは人の気持ちがわからない」って言うわりには、定型発達者には自閉っ子の気持ちがわかっていないよね。

そうなの？　なったことないからわからない。

そらそうだ。

「人の立場に立ってみなさい」は残酷？

私はね、自閉っ子とのおつきあいが長くなるにつれ、この人たちに「人の気持ちがわかるようになれ」って言い聞かせるのは残酷じゃないかっていう気がしてきたの。でもそれは断じて、自閉っ子が人でなしだからじゃないの。たんに脳の特性のために、くり下がり計算が苦手で、画面が一つだから。身体障害に置き換えてみると、やれないことやれっていうのは残酷だってわかるはずなんだけど。

私の場合は、二つ以上の条件を覚えておくのが苦手だし。どうやら体感も他の人と違うことが多いみたいだし。

そう。それに自閉っ子は道徳がわからないわけじゃない。脳の特性が違うだけ。だってある意味、自閉っ子ほど道徳的になれる人たちもいないよね。規則守るし。

だって言われたことは守ったほうがラクでしょう。言われたこと以外の選択肢を思い浮かべてあれこれ勘案するのってかえって脳に負担がかかる。

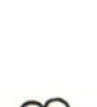

そういう脳の特性を持った人に「人の気持ちがわかるようになれ」って言うのは、足の不自由な人に歩けっていうようなものなのかもしれないと思うようになった。そして、自閉っ子はこういう認知の穴を埋め合わせるために、「忘れない脳」を持っているのかもと思ったよ。藤家寛子さんがね、服巻智子先生のインタビューを受けて『自閉っ子、自立への道を探る』の六八ページでこう語っているの。

> **なんで殺人がいけないかを教えようとするとき、精神論で語ろうとするじゃないですか。でも「この国で生活する以上は、人を殺してはいけないというのは他のルールより強いルール」って説明すれば一発でわかるのにと思うんです。それで自閉の子は、納得すればやらないですよね。**
> **なんでも辞書みたいに解説してあると、わかりやすいですよね。**

法を守る一市民を育てるのが家庭や学校の役割であって、途中経過はそれぞれ合う方法でかまわないはずだと思う。定型発達の子向けにはそれなりに、自閉っ子にもわかりやすい説明を、でいいんじゃないのかな。定型発達の子向けの説明をこんこんとして、あげくの果てに「わかってない！」って怒るのはヘンだと思うなあ。

へんな思い込みはできる前に防ぐ

俺ルールを未然に防ぐっていうのはたしかに効率がいいね。大人になってついた知恵だね。

いったんできるとなかなか解けないしね、俺ルール。

それができるのは、ニキさんが自分の偏りに気づいたからでしょう。診断から得たものは大きかっただろうし、それだけじゃなく「気づき」は社会で得られることが多いじゃない？　やっぱり人間じゃない、そういう気づきをくれるのは。

そうなの。

でもそれなら、他人に興味持たないとだめじゃない。そういう意味でも弱いじゃない、自閉っ子。

そうなの。もちろん自閉っ子だって、他人に興味がある人もいるとは思うんですよ。でもね、他人を観察したって生データだと原理を抽出できないんですよ。関係のある項目と関係のない項目を区別できないから、関係ないところを念入りに観察してしまうかもしれないし。そしたら身にならない。本で読んでから改めて他人を見たら、身になるんですけどね。

手がかかるね、やっぱり。問題意識が芽生えて、本読んで、他人を観察して、と手がかかる。それに、みんながニキさんみたいに読書上手・観察上手じゃないから、やっぱり小さいうちから診断・療育・特別支援教育って必要なんじゃないのかな。

もしかしたら、定型発達の人たちは、他人に関心があるってだけじゃなくて、「他人のやり方から別に原理を抽出しなくてもブラックボックスのまま真似してみて、うまくいったらそれでいいことにする力」が高いのかもしれない。言語化できないだけでカラダが勘をつかんでるってことはいっぱいあるはずだし。『自閉っ子、こういう風にできてます！』で言った「すておけ力」に近いけれど。

それもあるし、もしかしたら目の付け所を理解しやすいのかもしれない。どこを参考にしたらいいか、すぐにわかるのかもしれない。「このとおりにやって」って言ったって自閉っ子は、思わぬところを見ていたりするじゃない。

「すておけ力」に関しては、私たちだって、目的意識があったり、優先順位がわかっていたり、忙しかったりすればけっこう何とかなるもんなんですけどね。でもだからこそ、社会に出られないために「ひま」になっちゃうとここがいつまでも穴になりそう。

成長の仕上げは社会がするからね。定型発達者だってそうだもの。
だからこそ社会に送り出す役目の人たちは、社会をなまはげにしないでほしいよね。
それと、目的意識や優先順位は教えてあげたほうがいいよね。
さっきの章を例にとれば、「会社の目的は利益を上げること。新入社員に意地悪をするのを目的にしてはいない」とか、わざわざ説明したほうがいいよね。そのほうが社会っていうものを理解しやすくなる。社会に出るのが、怖くなくなるよね。

無害なまちがいは楽しくリサイクル

子どものころや学生のころにくらべたらずいぶん知恵をつけた（と思っている）私だが、やはり、思わぬところで、しょうもない想像まちがいをする。

まちがった想像を、すべて退治するのは不可能だ。だって、新しいことに興味を持ったり、生活が変わったりすれば、新しい素材が無限に供給されるのだから。

私は動物が好きだが、ペット禁止のマンションに住んでいるので、イヌやネコを飼うことができない。

結局、実行には移さなかったのだが、以前、動物といっしょの生活もよさそうだなあと思って、いろいろと条件を検討してみた時期があった。動物を飼いたければ、何よりもまず、「ペット可」の住居に住んでいなくてはならない。

「ペット可」の住居って、どんな地域に多いのだろう？　どれくらいのグレード、どれくらいの広さのところが多いのだろう？　相場を知りたくて、不動産屋さんの検索エンジンでチェックしてみることにした。

まず、夫の職場の最寄り駅がある路線名を選ぶ。

次に、最低限必要な床面積を選び、無理なく払える家賃の上限を選ぶ。

わが家には車がないので、「駐車場」の項目は無視。

つづいて「ペット可」という項目にチェックを入れ、「この条件で検索」のボタンをクリックする。

ほう。

条件に当てはまる物件の一覧が出てきた。けっこうあるじゃん。

上から順番に、「詳細を表示」というボタンをクリックしていく。

間取り図とか、外観写真とか、ＢＳアンテナの有無とか、いろいろな情報が載っている。

不動産の広告というのは、それなりに背景知識がないと読みづらいものではある。非自閉のひとだって、部屋を探した経験がないと、読みかたに慣れていなかったりする。

それに、生活習慣や時代背景も関係してくるから、外国へ行ったり、タイムマシンで別の時代へ行ったりすると、広告を読みまちがえて、おかしな想像をしそうだ。

たとえば、「風呂WC別」とは、風呂とトイレが分かれているという意味だけど、これなんか、「いくら狭いからって、風呂とトイレがいっしょなんてイヤだよね～」とか、「そろそろ、お風呂とトイレが分かれてる部屋に移りたいなあ」とか思っているひとにアピールするための表示である。

だから、そもそも、浴室の中に便器があるユニットバスを見たことがない昔のひとがタイムスリップしてきたら、意味がわからないと思う。「風呂やトイレは部屋の外にあって、ほかの店子と共同で使うのか」と思うかもしれない。

それに、風呂とトイレがいっしょというつくりは、ワンルームなど、小さい部屋に多い。だから、３ＬＤＫなど、ファミリータイプの物件の広告に、わざわざ「風呂ＷＣ別」と書いてあると、なんだか変な感じがする。本当のことだから、うそではないのだが、当たり前すぎて違和感があるのだな。

私は、想像力にモンダイはあるし、世間知らずな方かもしれないが、引っ越し魔だったので、不動産の広告をながめるのには、さすがに慣れた。

役にたたない用語も、いっぱい覚えた。「シャンドレ」と書いてあったら、「シャンプードレッサー」の略であるらしい。シャンプードレッサーってどんなものなのかは知らないが、略語は知っている。

「ウォシュ」というのは、「ウォシュレット」の略である。しかし、「ウォシュ」と書いてあるからといって、TOTOのウォシュレットがついているとはかぎらない。

たとえば、私が以前住んでいた部屋の洗浄機能付便座は、松下電工の「クリーンシャワレ」であるにもかかわらず、不動産会社のサイトでは「ウォシュ」と書かれていた。今住んでいた部屋のトイレについていている洗浄機能付便座は、ＩＮＡＸの「シャワートイレ」だったにもかかわらず、やはり不動産会社のサイトでは「ウォシュ」と書かれていた。

このあたりのことも、「『ウォシュレット』がＴＯＴＯの登録商標であることは、あんまり広く知られていない」「『ウォシュレット』という名前は、洗浄機能付便座の代表として、一般名詞のように扱われている」という背景知識がなければ、混乱してしまうところであった。

私は、それなりに背景知識があったおかげで、混乱しなくてすんだ。

しかし、多くの人は、背景知識がなくても混乱しないんだそうだ。というか、こうしておもしろがってわざわざ書くほど関心を持たないし、だいたい、見ていない人も多いのだそうだ。

私が「クリーンシャワレなのにウォシュって書いてる〜」とおもしろがって笑うのも、これまで何度も触れた「『怖い』は薄めると『おもしろい』になる」というやつなのかもしれない。

私は、怖がったり、怒ったり、気味悪がったりしないためには、よぶんのステップが必要になってしまうのだな。そして、怖くなくなったら、今度はおもしろがる。おもしろがって記録したり、得々と報告して、「それがどうした?」と言われたりもする。楽しいけど、どっちにしても、エネルギーの消費量が多い。ほかのことに手が回らなくなるのも、むべなるかな。

広告の表現は、インターネットより紙の方が、おもしろいものが多い。狭いスペースに詰めこもうとして、むりな省略をするからである。

「押入照明オートロックトランクルーム」と書いてあっても、別に、ホテルのクロゼットみたいに、押し入れの内部に照明器具がついているわけではないし、トランクルームがオートロック式になっているわけでもない。単に「押し入れがあります」「照明器具を持ち込まなくても、最初からついています」「外玄関がオートロック式です」「トランクルームがあります」をちぢめて書いてあるにすぎない。

「そんなこと、ふつうは別におもしろくないし、見ても目にとまらないものだよ」と言われるかもしれないが、なにしろ消去ボタンにモンダイがある身なので、「ふすまを開けると自動で照明のつく押し入れ」というありえない画像が、いつまでも、何度も楽しめる。

解像度コントロールにもモンダイがあるから、ムダに鮮明な画像である。

安上がりに楽しめるのはお得だが、何度も何度も再生してひたってしまうということは、時間やエネルギーを損しているのかもしれない。ほかのことに手が回らなくならないよう、自分で管理しなくてはならない。

しかし、この種の画像は、いやな画像が頭にちらつくときの差し替え用画像として使えるので、大切にストックしておく方がいいのだ。

ともあれ、引っ越しには相当慣れたと思っていた私も、ペット可物件を探した経験はない。だから、広告を見ても、ペット飼育条件に関する記述は見なれていなかった。

予備知識のない新分野では、モンダイな想像力が跋扈《ばっこ》するのがお約束である。

最初のうち、「ペット相談」と書いてあるのを見て、「へえ、ペットのことで相談にのってくれるのか。ずいぶん親切だな」なんて考えていた。近年できている「ペット共生型マンション」の中には、ペットクラブへの加入や、しつけ方教室の受講を義務づけているところもあると知っていたから、「みんなに迷惑をかけないよう、しつけ方の相談に乗ってくれるのかな」と思ったのだ。

実際には、どうもそういうことではなく、「ペット許可は原則というほどではないので、いきなり申し込まないで事前に相談するように」という意味らしい。つまり、「ペット可」とか「ペット共生型マンション」などよりも一段階弱い表現であるらしい。

こっちは、想像しても、画像があんまりおもしろくない。

どうせなら、しつけ方の相談なんか通り越して、「うちのコ、このごろ食が細くて、毛づやも悪いんですぅ」みたいなありえない想像の方が楽しめる。よし、こちらを差し替え用動画として保存しよう。

この「ペット相談」のまちがいに自分で気づいたのは、件数があまりに多いからだった。「ペット可」よりも「ペット相談」の方が、圧倒的に多い。それに、サイトによっては、検索条件が「ペット可」ではなく「ペット相談」になっているところもある。よく見たら、「ペット可」と「ペット相談」が両方書かれていることはない。

そう、「件数が多すぎる」「同時に書かれていない」といった付随する情報から、「なにかまちがってるかも？」と思いつくことができたのだった。

しかし、レアな記述には、その手が使えない。

ペット可・ペット相談物件の一覧表を見て、上から順番に「詳細情報」のページを開いていると、何枚めであったか、変わった記述があった。

「備考」という欄に、「ネコのみ可」と書いてあるのだ。

「ネコのみ可」？？？

人間は住めないの？

これはいわゆる「猫屋敷」とかいうやつであろうか？

しかし、人間の居住は許可しないにしても、エサやりとか、トイレの砂交換とかで、人間の立ち入りくらいは許可されているのでは？

そうだ、契約は人間がするはずだ。ということは、少なくとも、入居時と退室前の清掃のときくらいは人間の立ち会いが必要になるはずだ。ならば、立ち入りさえも禁止ということはあるまい……。

頭の奥で「なんか変だ」という信号音でもキャッチしたのだろう、「ねーねーねー、これ見てー」と、私は夫を呼びつけた。

これまでの経験から、「ヨノナカについて混乱したときは、私の読みかたの方にマチガイがある場合が多い」「しかも、たいがいは実にくだらんマチガイであり、ひとにきけば、即、修正できるようなマチガイが多い」と学んでいたからである。

わが家ではふつう、インターネットで見せたいサイトがある場合は当該ページのURLをメールで送信することが多い。いつでも都合のいいときに見てもらうことができて、負担がかからないからである。しかしこのときは、「早い方がいい」と判断したから、呼ぶことにしたのだ。

それに、ちょうど、夫は一メートルほど離れたところにいたしね。

「ねえねえ、これ。この物件ー。ネコしか入れないんだってー。『ネコのみ可』って書いてる」

「ネコのみ？　ほー。イヌは飼われへんねんな」

――イヌは飼われへん……。

そうか。いくら私でも、ここでわかりましたよ。これは、ラビオリ・エラーじゃないの。

そう。「寝具シリーズだな」と気がつかなかった少年が、おもちゃのミニチュア枕**だけ**を見て「ラビオリ！」と答えてしまったのと同じ（なんの話だかおわかりにならない方は、『俺ルール！』の六九ページをごらんください）。私も、「ネコのみ可」という文字列しか目に入ってなかったのだ。

「自分が検索していたのは、人間が住む家を探す不動産屋さんサイトだ」という「文脈」と照合することを、うっかり忘れてたのだ。たいがいのひとは、不動産屋さんのサイトを検索しているとちゅうで、「自分が検索していたのは、人間が住む家を探す不動産屋さんサイトだ」ということを、忘れてしまうことはないんだと思う。

私だって、本当に、忘れてしまったわけではない。記憶にはあった。ただ、せっかく覚えていても、照合することを思いつかなかった。

納得すると、一気に気味悪くなくなった。

そして、急に、おかしくなってしまった。同じ画像なのに。いったん警報が出たのちに「誤報でしたあ」と安全宣言が出ると、笑いたくなるものらしい。

せっかくだから、猫屋敷の画像は、なるべくていねいにふくらませて、グロ画像の差し替え用ストックとして、大切に保存することにした。

モンダイな解像度コントロールのせいで、いやなことや怖いことも、人が勢いで口走った心にもない強調表現なども、必要以上に鮮明に見えてしまう自閉脳だが、ムダに鮮明な恐怖画像には、ムダに鮮明なお笑い画像で対抗すればいいのだ。

ほかの人にはおもしろくないネタでも、自分の精神衛生と安全のためなのだから、自分におもしろければ十分。

元・恐怖画像は安全宣言が出たら、デフォルメして、お笑い画像にリフォームする。

これぞ、究極の脳内リサイクル・テクニックである。

よぶんな手間がかかる自閉脳

花風社　究極の脳内リサイクルって言ったって……、とにかく手間がかかるんだね……。

ニキ　そうなの。怖がったり怒ったり気味悪がったりしないためにはよぶんのステップが必要なの。

頭に浮かぶ画像の解像度を自分でコントロールできないから。怖い画像が無駄に鮮明に浮かぶの。

いやなことや怖いことはとりわけ覚えてしまったり、人がイキオイで言ってしまった暴言も必要以上に覚えてしまうから、怖かったり怒ったり気味悪かったりすることが私たちより多いんだね。これは周囲の人間が覚えておくべきことだね。元からあまりエネルギー持っていない自閉っ子が多いみたいなのに、ここでまた余分にとられるね。

自閉っ子の揚げ足とり発言

それに私たちは、ＴＯＴＯのウォシュレットじゃない同機能商品が「ウォシュ」と表記されていても、スルーするね。

そうなの？

そうなの。たしかにニキさん以外の自閉っ子からも「なんでこんなことおもしろがるんだろう」っていう発言を聞くことがあったり、大しておもしろくないことにいつまでもケタケタ笑っていて不思議だったり、「え、今の揚げ足とり？」って受け取れてしまう類の発言を聞くことはある。でもね、「どうもこれって不安の裏返しだな……」って感じることも多くて。

そうなの。だけど口に出すと、ヒンシュク発言になっちゃったりするんだよね。

自閉っ子「わあこれクリーンシャワーの癖に『ウォシュ』になってる」
定型発達者「まったく揚げ足とりばっかり！　うざったい子ね」
こういう会話ってありがちだもんね。

気味悪さを散らしているだけなんだけど。

欲しがるものも違えば、おもしろがるところ、怖がるところもツボが違う。違ってもいいんじゃないとゆったり構えている覚悟が必要なんだね。まわりの人間は。ワケがわからなくても、本人としてはきっと理由があるんだろうから。

「怖い」は薄めると「おもしろい」

それにしてもこの、ニキさんが何度も繰り返している「怖い」が薄めると「おもしろい」になるっていうの、実感できないな～。でも私は「自分には実感できない＝ウソ」という決めつけはしないタイプの人間みたいだから安心して。

自分と違っている感覚を「ありえない〜」と決めつけるか「違うけどそうなんだな」と思うかは人によるみたいね。たぶん「ありえない〜」と決めつける人は、自閉っ子とか、外国人とか、そういう人を理解するのが難しいタイプなんじゃないかな。あるいは、これまでの人生で異文化と接する機会が少なかった人か。

問題なのは、そういう人が自閉っ子の周りにいるとお互いつらいだろうということ。

私は、さすがに自分が怒られてる途中に笑うことはないけど、人が怒られてるとか、場が険悪とかいうときに、明るい方に話題をそらそうとすることがあるんですね。だから、気持ちはわかる。恐怖に対するキャパが小さいって点で共通だからわかるんだな。まあ、わかってても笑われたら腹は立つんだけど、それを口に出さなきゃいいわけで。わかるおかげで、演技ができて得してるよ。

なんとなくわかった。というか、実感としてはわかんないけど、そういう人がいることは認めるし、理解した。恐怖のキャパは人それぞれだ。それはよくわかるし。

お笑いの質にシビアな土地柄

あとね、ニキさんがよく「うれしがりや」「はいおもしろいおもしろい」とか言われるのに傷ついてきた経験を語っているよね。『俺ルール！』にも書いていたよね。それも今までなんとなく聞き流していたんだけど……。

あははは、聞き流してましたか。便利そうだなあ、聞き流せるって。

そう。私の脳は、聞き流すの得意な脳だから。とりあえずいらなそうな情報は聞き流してたの。でも今回、この章を読んで急に思い出したの。

えー、聞き流してたのに思い出せるのー？　ますます便利だな。私なら、必死で追い出すから、追い出せたら今度は二度と思い出せないのに。

そう。必要なときには脳みそが前のほうに出してくれることが多いみたいね、定型脳は。

まあその話はともかく、どうしてそう言われることに傷ついてきたのかわかったの。ニキさんとしては「必死に怖さや気味悪さを追い出すための作業」として笑っているのを、ふふんて言われてきたからだね。

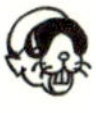
まあ、全部が全部、怖さを追い出すためだったわけじゃないけど。怖くないことでも笑うし、もともとおもしろがりでもあるんだな。でも、そうやって笑われたのって、主として中学のときなのよ。中学ごろって、みんなも大人への入口で背伸びする年ごろでしょ。みんな、「子どものころみたいに、単純なことでは笑わないぞ！」ってがんばってたんだ。

たしかに「シラケ世代」でもあったよね。時代の相性ってあるんだな。

その上、大阪だったしね。お笑いにうるさい土地柄だから、お笑いに関しては「目利き」なのがかっこいいんですよ。陳腐なジョークで簡単に笑わないのは、お笑い慣れした上級者だぞっていうポーズでもあったんだな。そんなの中学の三年間だけだったの

に……。

自閉っ子の弱いところは、「地域限定ルール」「期間限定ルール」の相対化が上手じゃないところだし、つらかっただろうね。これから私も、自閉っ子の言葉遊びにはつきあうことにするよ。だって精神の安定を保つための作業なんだものね。つきあうのあんまり上手じゃないと思うけど。

中ぐらいの発見

私は小さいとき「中ぐらい」を知らなかったの。だから「危険」にも程度があると知らなかった。「危険」っていうと命が危機にさらされている状況から、何か景品もらいそこねるくらいの状況まで段階があるのに、それが全部いっしょくただった。

『俺ルール！』の最後の章に「悪のいろいろ」っていうのがあったね。殺人からしょうゆをかけすぎたことまで全部同じように「悪いこと」だと思っていたという。

そうそう。大人になる途中で、「中ぐらい」があるのを発見して、ずいぶん楽になった。昔怖かったけどもう怖くなくなったことは、「なあんだ」ってことで笑えてきちゃうから、「おもしろい」になるの。

ふ～ん。

わかんない？

やっぱり自分では実感できない。でも、ニキさんが怖かったことをおもしろがれるようになったのは本当によかったと思う。それに、「中ぐらい」の発見は貴重だっただろうなということはわかる。

「中ぐらいの怖さ」もあるし、「実際あったら怖いけど、まあめったになさそうだから、掛け算したら中の小ぐらい」ってのもあるよね。「めったになさそう」っていう視点が持てないと、「絶対の安全」を要求してクレーマーみたいになっちゃったり、ていねいすぎて仕事の遅い人になっちゃったり、「陰謀論」とかにもはまりやすくなるだろうな。陰謀論って、「絶対にないとはいいきれない」と「あるはず」を混同しちゃうことだからね。

なるほどなあ。そう説明されるとすごくわかりやすい！　自閉っ子たちが大人になる前に「中ぐらい」を発見できたらすごく便利だろうなあ。

画像で描く

それにしても、やっぱり頭の中で画像で描いているんだね。言葉を聞きながら、画像に転換しているんだね。それはふだんのとりとめのないおしゃべりでも感じる。会話の内容を、ニキさんは画像に転換していてあれこれそれを描いてくれるんだけど、私の頭に浮かんでいるのはテキストファイルだけという瞬間がよくある。まあこれも人によると思うよ。私は定型発達の中でも画像があまり浮かばないタイプみたいだし。

全部画像だから重いんだなあ。いったん思い浮かべてしまったらなかなか消えないし。長持ち体質ってやつかな。楽しい画像は長く楽しめて得だけど、時間を有効に使う上では不利だね。

それに長持ち体質だと、新しい情報が入っていきにくくなるね。

そう。スクリーンは一枚だし。

社会性とかよりも、そういう「エネルギーを余分に食う」体質のほうが社会人としてやっていく上でバリアになってくるんじゃないかと思うんだけど。ニキさんはそれをどうコントロールしているんだろう。次の章では、それを書いてくれているね。

苦手な状況そのものを作らない

モンダイな想像力と共存しつつも事故は少なく、事故があっても被害は小さく、立ち直りも早く生きていくには、いろんな準備をしておくと役にたつかもしれない。

レアな災難はレアであるというセンスをみがく。

強調表現を本気にせず、なまはげを作らない。

なんでも一から手作りで想像しなくてていいように、経験、情報など、代入用の既成パーツを集めていく。特に、「お金」「時間」「労力」など、応用範囲の広い分野に注目して、手間をはぶく。

自分の想像したことを、自動的に信じない。特に、自分がまちがえやすい不得意分野を特定しておく。

信じる前に、待つ、調べる、ひとにきく。同じきくなら、だれでもいいんじゃなくて、その問題を知ってる人にきく。それも、相手に余裕がありそうなときにきく。

機会があったら、別の人にもきくといいかも。

恐怖画像と差し替えるための、お笑い画像をストックしておく。

でも、これはみんな、与えられた課題に対応するためのやりかたばかりだった。

大人なんだから、生活スタイルは自分で選べる。生活スタイルの選びかたしだいで、課題の量を減らすことはできる。つまり、「苦手な状況そのものを作らない」という方針である。

いや、家族とか仕事とか、そういう大きな選択肢のことじゃない。

もっと日常的な、作業の運びかた、進めかたのことだ。

ほかの人はどうだかよくわからないが、少なくとも私の場合は、「返事待ちの状況、未決の案件を寝かせている状況を作らない」という点を心がけている。

モンダイな画面分割のせいで、「ランチの勘定をどっちが払うのかわからない」という状態が苦手だという話は、『自閉っ子におけるモンダイな想像力』の中でのべた。

ランチの勘定なら、いくら長引いたって、絶対に昼休み中には終わる。レジの人を待たせていたり、次の客が後ろに並びそうな気配が見えたら、さらに早く終わる。

しかし、ヨノナカには、そんなに早く答えを教えてもらえないことがいっぱいある。そのあいだ、「CがDだった場合を左に、非Dだった場合を右に表示」ができないばっかりに、Dと非Dを交互に点滅させ続けるのは、ほんとにしんどい。

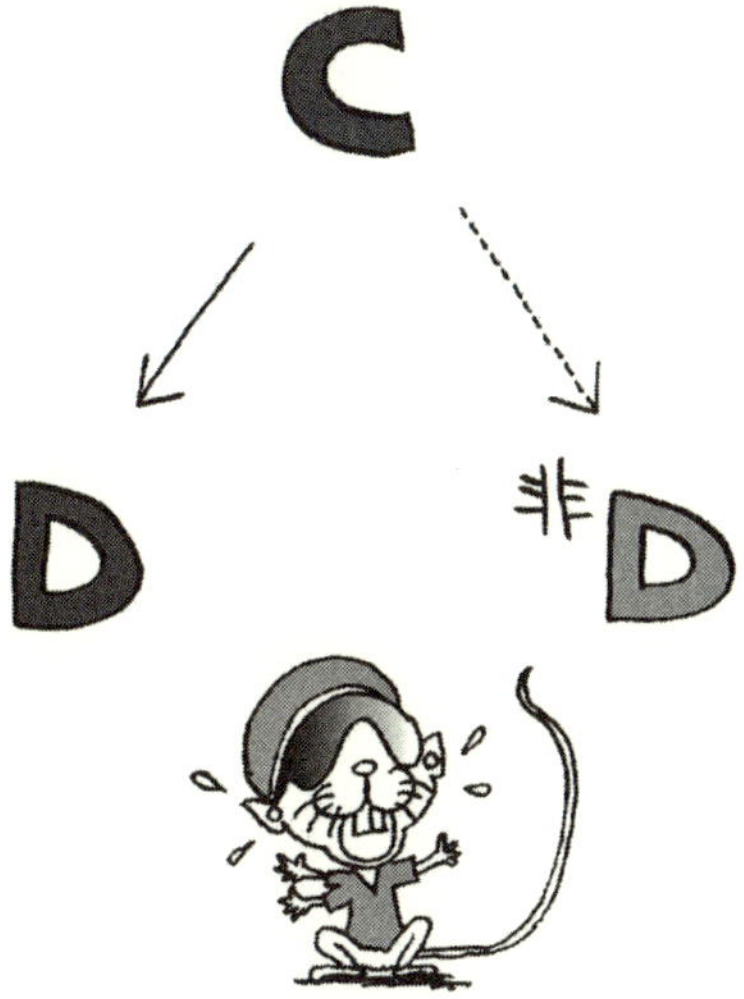

問題は、しんどいことそのものじゃない。
交互に表示させせることが、本業になってしまうことだ。
未決で寝かせておく場所がないから、代わりにお手玉してるのと変わらない。ほかのことがなんにも進まない。くつろぐこともできない。

私には、寝かせているあいだに、ふだんの生活を維持するのがむつかしいのだ。

ほかにすることがなく、よっぽどひまで、しかも、寝かせているのがよっぽど空想して楽しいことなら、「これは趣味なのだ」と割り切ってしまえるかもしれない。でも、それでさえ、けっこう疲れる。体にくる。お手玉のあいだに何もできないだけじゃなく、終わったあともしばらく、何もできないことがある。

旅行のプランニングは、それなりに得意だし、楽しいけれど、本当はあんまりやらない方がいいのかもしれない。「微妙に条件のちがう割引きプランが複数あって、くらべなくてはならない」なんてことがあると、健康被害と休業損失が割引き額を上回りかねない。

それでも、ホテルや飛行機などの予約はネットでできるようになって、ずいぶん楽になったものだと思う。問い合わせなくても、残席数がリアルタイムで表示されるから。

通販も、はがきやＦＡＸより電話、電話よりネットの方が、売り切れが早くわかる。だから、「在庫はあるの？　ないの？」とどきどきする時間が省ける。

私は電話で会話するのがひどく苦手だが、そのくせ、ネット通販がなかったころは、けっこう無理をしてでも電話で注文することが多かった。通信手段そのものとしては、はがきやＦＡＸの方が圧倒的に楽なのに、リアルタイム性の方を優先したくなることもあるのだった。

当時は、「モンダイな画面分割」とか、「モンダイな消去ボタン」

なんて考えたことがなかったから、なぜ、ことさら電話を選ぶのだろうかと自分でもふしぎに思っていた。「電話が苦手」というのはうそなのではないか、まちがいではないか、とさえ疑ったことがある。

でも、今ならわかる。電話の方が「Dなのか非Dなのか」が手っとり早くわかり、Dと非Dを交互に表示しつづける消耗を省けるのだ。

単に消費エネルギーだけの問題ではない。時間が有効に使えるということでもある。郵便で注文して、商品が届くか、売り切れ連絡はがきが届くかするまでのあいだの待ち時間は、どうしても、返事待ちが本職のようになってしまうのだった。

その電話も、携帯が普及して、いろいろと楽になった面はある。家庭や会社にかけると最初にだれが出るかわからないので、呼び出し音の鳴り続けるあいだ、いろんな声、いろんな口調が順繰りに点滅して、それに耐えられずに切ってしまうこともあった。

それが、携帯は個人持ちだから、取り次いでもらうということがない。出るか出ないかどちらかしかない。出たら必ず、予想どおり

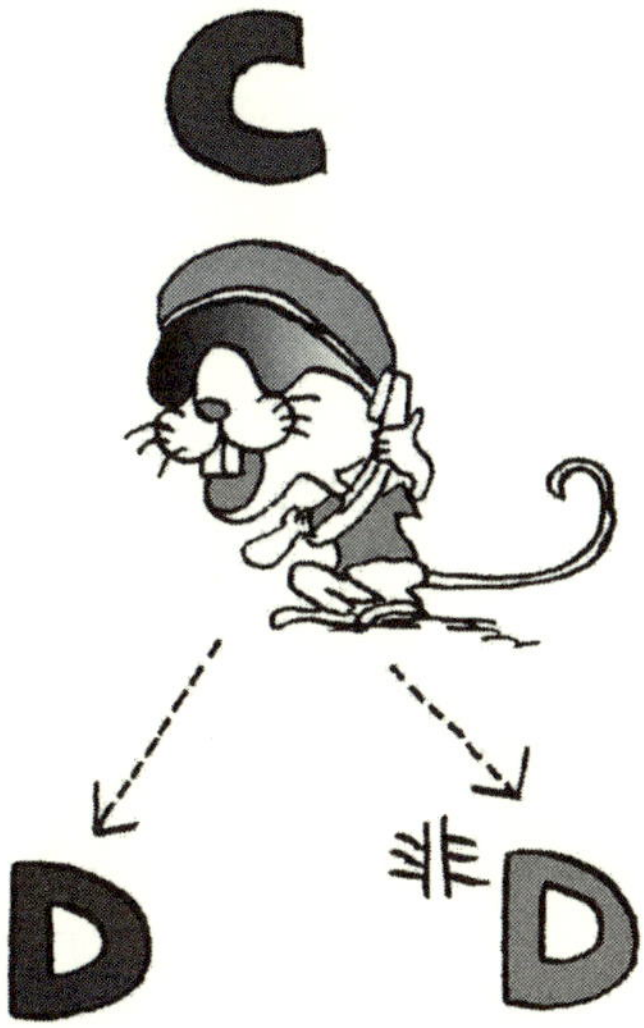

の声がする。

結果の可能性が多様すぎるという理由で、オークションは、やらないことにしている。私の脳は、たぶんオークションに向いてない。いや、仕事もなく、旅行に行く計画もなく、読みたい本も観たい映画もないなら、オークションだけやっていられるかもしれないが。それでもきっと、翻弄されると思うから、手を出さないのが吉だと思う。

値引き交渉も、よほどのことがないかぎり、しない。

不動産みたいに「一応、言ってみる」ことが一般的なルーティンであるような分野か、どこか旅行先で、みんなが値切るのが文化的に当たり前とされているような場所での買い物か、例外はそれくらいだろう。それも、できるだけ少ない回数でまとまってほしいよ。

買い物つながりでいえば、不良品の苦情とか、返品・交換、こみいった質問などは、下っぱの店員さんよりも「えらい人」らしい人をつかまえると、多少なりとも話が早くすむ。「相談してきます」といって奥に引っ込んでしまったり、とちゅうでえらい人と交替することになって、もう一度一から説明させられたりと、時間があけばあくほど脳の処理能力に余裕がなくなっていく。

余裕がなくなってからだと、相手の話も誤解しやすいし、こちらも変な態度になりやすい。そうならないためには、私の場合は、「話が早くすむように」という基準で準備を組み立てる。

「相見積もり」というやつも、本当はひどく苦手。二万円安く発注できたとしても、二万円分の仕事を休み、一万円相当の健康被害が残ったら、差し引き一万円の損だもの。

この休業損失と健康被害がいくらになるかは、「見積もりのアポとアポの間隔をどれだけ詰められるか」で決まる。間が空けば空くほどつらいのだから、間を詰めようと思えばスケジュール交渉が大事になるわけだが、そのスケジュール交渉にさえ、返事待ちが発生する。うわあああん！


というわけで、私の脳は相見積もりに向いてない、と割りきることにした。

よほど金額の大きな取引きじゃないかぎり、頼まない。

そして、頼むときは、仕事は休む。「見積もりが出揃うのを待つこと」が、何を差し置いても強制的に本業になってしまうのがモンダイなのだから、堂々と本業になってもらえば、少しは被害が抑えられる。

でも、いくら本業にしたからといって、そればかりぐるぐる考えてしまっては大変だ。

そもそも、ふつうの人は、返事待ち中にほかの作業をしているはずの時間である。ぐるぐるするに足るだけの実作業量があるわけではない。実作業の内容がないのに、単に「頭をよそへ切り替えられない」というだけの理由で意識が向いているのだから、どうしたってバランスが悪くなる。

だから、本でもDVDでもいいので、「頭の詰め物」を用意しておく。過集中を避けるには、気を散らした方がいいから。責任が生じなくて、人を巻きこまなくて、頭を使わないものでなくてはいけない。

ぐるぐるに集中しようとする頭を、むりやりよそへ分散させるのだから、冒頭が難解な本みたいに、立ち上がりのかったるい娯楽はむいていない。何回も読んだ本、何回も観たＤＶＤ、やりかけのゲームなど、ただちにその世界に入れるものがいい。

人によってこの種の「苦手分野」は、ちがうのかもしれない。

私の場合は、「寝かせているあいだに、ふだんの仕事や生活と両立する」が特に苦手なので、減らせるところは減らして、外注できることは外注して、減らせない分は仕事とぶつからないように時期を調整して、あらゆる方法で苦手な課題は最初から作らないように心がけている。

それでも、生きているかぎりどうしたって、「未決で寝かせる」場面は残るんだけどね。落ちつかない気分になるのは、しょうがない。そういう脳なんだから。

あとは少しでも、未決で寝かせる苦しさを飼い馴らす訓練をするしかないのだろうな。

苦手な状況そのものを作らない

社会はなまはげじゃないけど、プロの道はそれなりに厳しい

花風社　この「苦手な状況そのものを作らない」っていうのはね、定型発達の人も普通にやっていることなんだ。とくに大人で仕事をしていて、忙しい人はね。だって「苦手を克服することに必死なワタシ」と両立できるほど、仕事って甘いもんじゃないもの。

ニキ　そうみたいね。それに気づくまで、私は世の中に出る勇気がなかった。自分の短所を全部克服しなければ、世の中に出られないと思っていたから。世間の人が得意なことを仕事にしているのに気づかなかった。

学校文化と自閉っ子の相性の悪さを表すエピソードだね。私たちは学校の文化を「一時的なもの」「練習期間」と自然にわかっているから、学校生活を通じて自分の短所を知りつつも、世の中に出るのが怖くなかったんだけど。

せめて、「いつかは通り過ぎていくもの」「練習期間」って教えてもらったら助かるんだけど。たとえば逆上がりできない子が逆上がりできるようにがんばらされるのも、跳び箱を一段でも多く跳ばされるのも、「できなかったことができるようになった達成感」を覚えさせるためでしょう？　逆上がりや跳び箱のプロになれというんじゃなくて。

そう。そうなの。自閉っ子はそこで混同するんだね。

だって苦手なことこそがんばらなきゃ、って言うじゃない。

苦手なことをがんばるのも大事なんだけど……

苦手なことをがんばるのは悪いことじゃないよね。たとえば体育の時間一つとっても、たとえアスリートになる資質が全然なくても、体力が少しでも養われれば将来どこかへ通勤することがラクになるかもしれないし。

それでも体育の時間は、先生が出す指示が自分にも言われているのかどうかわからなくて戸惑ったり、体育館の床が響いて、自分の足が動いているのかと誤解してバランスを崩したり、体操の真似がとっさにできなかったり、つらいことも多かったけど。
それに私だって、校庭でうんていとかで遊ぶのは好きだった。でも「一人で遊ぶより、みんなで遊びなさい」とか言われて。

それそれ、もったいないのは。五感に偏りを抱えている自閉っ子は、別に人嫌いじゃなくても大人数の子と遊ぶことが「物理的に」苦手なこともあるでしょう。そういう子は一人でうんていで遊べば、少しは体力が鍛えられて大人になったときに役にたつと思うんだけど。なんでそこで一人で遊んじゃダメって言うのかな。ちょっとでも身体動かしておいたほうが将来役にたつのにね。

大人になって、たくさん人がいない職場の職業につければそれでいいんだものね。

そうそう。世の中にはそういう職業、意外といっぱいあるよ。

でも、みんなと仲良く遊ぶことが学校では大事にされるから。休み時間は外でみんなと元気に走り回るのが正しい子ども像でしょう。

私は外で遊ぶのが好きな子だったね。でもニキさんは過敏があったりして、お日様の下にずっといるのは苦痛な子どもだったんでしょう？　遊び方が違うから、私たちが小学生のとき同じクラスだったら一緒に遊ばなかったかもしれないね。

でも、今は一緒に仕事できているよね。遊び方が違っても、本を仕事にしたいところは同じだったからね。そして、楽しい本を作りたいところも一緒だし。

子ども時代に友だちいなかったり少なかったりしても、仕事仲間は見つけられるよね。社会は学校より、もう少し多様さが許されるし懐が深かったりする。とくに、景気のいい時代にはね。

そう、景気って大事だと思う。行政の人に、当事者として望む支援を訊かれて「景気を良くして下さい」って言ったこともある。

自閉は治らないけど

それにしてもニキさん、自閉症スペクトラムでいつづけても、生きるのが少しは楽になる方法を自力でいろいろ見つけてきたね。

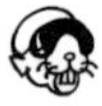
そう?

たとえばこの章に書いてあることを私なりに要約すると

1　レアな災難はレアだというセンスを磨く
2　強調表現を本気にしない（なまはげ防止）
3　「お金」「時間」「労力」など多くの人にとって大事な要素に上手に注目して、想像力のモンダイを最小限にする
4　自分の偏りを知っておく
5　ひとにきく

どれも貴重な知識じゃないですか。私たちにだって役にたつよ。

ニキさんは自閉っ子の中でも「怖がり系」寄りだから、「どうやったら怖くなくなったか」の話が多かったね。もちろんみんなタイプはさまざまだけど、ニキさんがたどってきたえっちらおっちらを参考にしてもらえば、これからの人はちょっとはラクできるね。誰もがニキさんみたいに自力でルールを探り当てるのは効率悪いものね。

そうなの。いっぱい本を読まなきゃわからなかった。ときには猟奇殺人の本とか読んで、まわりに心配されたことがあった。でも私がその本から学んだのは「私立探偵も家賃に困ることがあるんだ」「だからいい人にでもお金は必要なんだ」っていうことなんだけど。

それはかなり高度な読み込みなの。すべてのアスペルガーの子が、そこまで本から世の中を読み取れるとは限らない。

そうかな。

そう。だからこそ、もっと近道を作るために、学校や家庭ができることはあるはずだと思う。この本がその役にたてばいいなと思う。

しかも、楽しく読んでもらえたらいいなと思う。通勤電車が苦にならないような読んで楽しい本を作りたいな、って子どものときに思った。それが今の仕事の原点になっていると思うから。

ちっちゃいときのそういう思いが、仕事につながったんだね。

〈著者紹介〉

ニキ・リンコ

翻訳家。30代でアスペルガー障害（知的・言語面での遅れを伴わない自閉症スペクトラム）と診断される。

著書に『俺ルール！ 自閉は急に止まれない』、『自閉っ子におけるモンダイな想像力』、仲本博子との共著に『自閉っ子、深読みしなけりゃうまくいく』がある。主な訳書に『片づけられない女たち』（WAVE出版）、『「わかっているのにできない」脳』等がある。

藤家寛子との共著『自閉っ子、こういう風にできてます！』は大きな反響を呼んだ。

現在は翻訳・執筆・講演等の活動を通じて自閉症スペクトラムに関する理解を広める活動をしている。

自閉《じへい》っ子《こ》、えっちらおっちら世《よ》を渡《わた》る

2007年11月29日　第1刷発行
2010年 3 月19日　第2刷発行

著者：ニキ・リンコ

装画・マンガ：小暮満寿雄

ブックデザイン：土屋 光（Perfect Vacuum）

発行者：浅見淳子

発行所：株式会社 花風社

〒106-0044　東京都港区東麻布 3-7-1-2F
Tel : 03-6230-2808　Fax : 03-6230-2858
Mail : mail@kafusha.com　URL : http://www.kafusha.com

印刷・製本：新灯印刷株式会社

ISBN978-4-907725-71-6

自閉っ子におけるモンダイな想像力

ニキ・リンコ著

「あのさー、それくらいわかるだろー、ふつう」「なんで融通が利かないの？」「揚げ足取りばっかりして！」「とろいねえ」……。（正直言って）自閉っ子にイライラしてしまったことのある皆さん！　この本を読めば、自閉っ子の脳の特性が楽しくわかります。そして、自閉っ子に腹が立たなくなります！　花も実もある家庭生活・療育・特別支援教育へのヒントが満載！　マンガ多数！

1680円（税込）

ISBN978-4-907725-70-9

〈目次〉

自閉っ子、こういう風にできてます！

ニキ・リンコ　藤家寛子　著

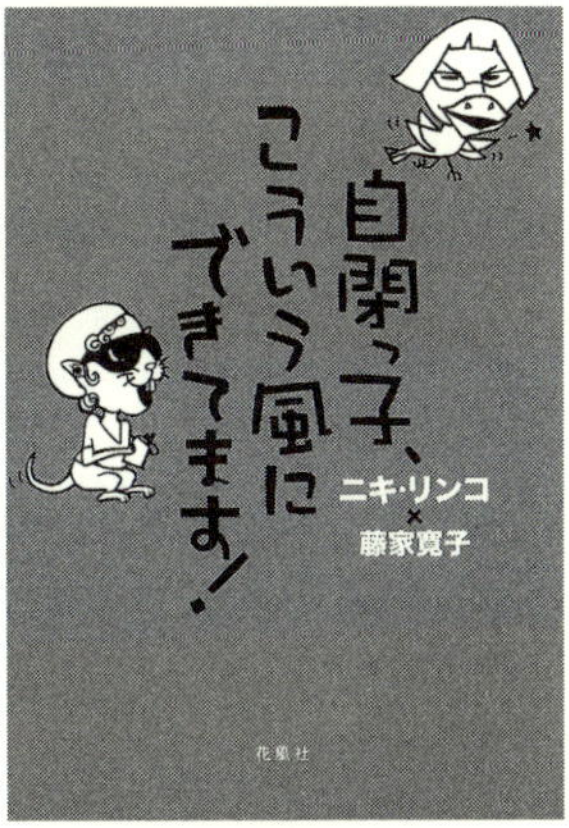

1680円（税込）

ISBN978-4-907725-63-1

この本を読む人が増えれば、自閉症に対する理解の輪が広がります！「明るい自閉っ子」である自閉スペクトラムの翻訳家と作家が、抱腹絶倒の対談を通じて、ちょっとふつうと違う身体感覚と世界観を語っています。二人の日常をつづったマンガもついて、笑っているうちに、発達障害の内側が手に取るようにわかる一冊です！

自閉っ子、深読みしなけりゃうまくいく

ニキ・リンコ　仲本博子　著

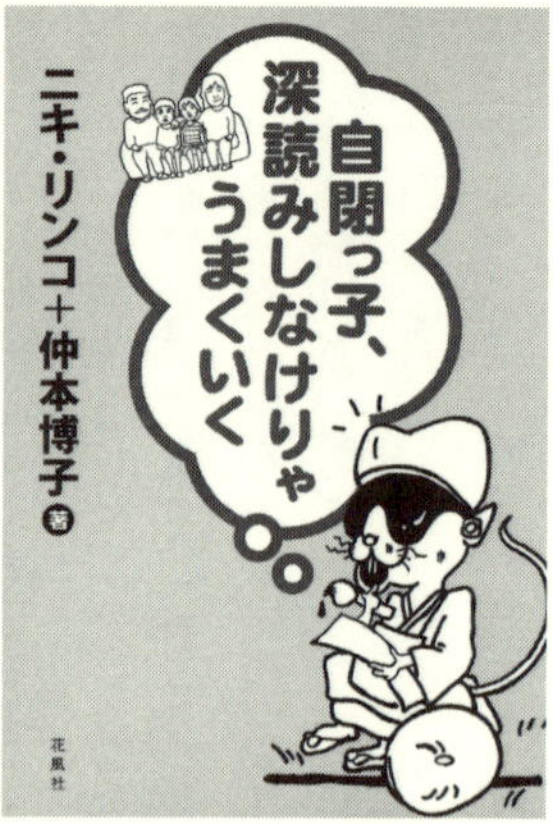

1575円（税込）
ISBN978-4-907725-67-9

皆さん、「特別支援教育」に何を望みますか？　発達障害の子どもたちはいったい、何に戸惑ってきたのでしょう？　どういう教育をすれば、自閉っ子たちが将来独立できるようになるのでしょう？　ニキさんと一緒に、特別支援教育先進国といわれるアメリカの現状を学び、日本の強みを活かした自閉っ子支援のあり方を探ります。